U0344388

心房颤动
冷冻消融治疗

名誉主编　姚　焰　王山岭
主　　编　杨海涛　范宪伟　廖志勇

郑州大学出版社

图书在版编目（CIP）数据

心房颤动冷冻消融治疗 / 杨海涛，范宪伟，廖志勇
主编. -- 郑州：郑州大学出版社，2024. 11 -- ISBN
978-7-5773-0682-7

Ⅰ. R541.705

中国国家版本馆 CIP 数据核字第 2024M8D114 号

心房颤动冷冻消融治疗

XINFANG CHANDONG LENGDONG XIAORONG ZHILIAO

策划编辑	孙保营　吕笑娟		封面设计	苏永生
责任编辑	吕笑娟		版式设计	苏永生
责任校对	张　楠　胡文斌		责任监制	朱亚君

出版发行	郑州大学出版社		地　　址	郑州市大学路 40 号（450052）
出 版 人	卢纪富		网　　址	http://www.zzup.cn
经　　销	全国新华书店		发行电话	0371-66966070
印　　刷	河南瑞之光印刷股份有限公司			
开　　本	787 mm×1 092 mm　1 / 16			
印　　张	16.25		字　　数	368 千字
版　　次	2024 年 11 月第 1 版		印　　次	2024 年 11 月第 1 次印刷

书　　号	ISBN 978-7-5773-0682-7		定　　价	219.00 元

本书如有印装质量问题，请与本社联系调换。

编委名单

1

序 一

20 世纪 80 年代末至 90 年代初，导管消融技术的出现，不仅彻底改变了心律失常的治疗模式，也堪称现代医学引领性的突破。经过 30 余年的发展，导管消融已经成为绝大多数快速性心律失常的首选疗法，每年全世界完成的导管消融术已达百万余例，为数以百万计的患者解除了痛苦。

在导管消融被应用于临床的初期阶段，人们就尝试过使用各种不同的能量，包括射频、超声、微波、激光与冷冻等。其中射频消融以其在安全性、易用性和疗效方面较好的综合表现，迅速成为具有绝对优势的消融能量。但随着导管消融的病种从室上性心动过速、房性心动过速和室性心动过速转为以心房颤动为主，射频消融在心房消融时的不足越来越明显。事实上，除了最早期的功率控制与温度控制消融导管，之后大部分消融导管均是为心房颤动消融而研发。遗憾的是，在提高消融成功率方面所面临的瓶颈仍然未能被突破，而早期的焦痂问题虽然被生理盐水冲洗所解决，但气爆、肺静脉狭窄、心脏压塞乃至破裂、致命的心房食管瘘等并发症也一直是困扰临床的隐忧。

因此，冷冻消融的价值得以被重新审视。临床证据表明，传统构型的冷冻导管在传导系统附近消融具有明显优越的安全性。而在心房颤动的肺静脉电隔离消融术方面，冷冻球囊不仅操作简便，国际多中心的大系列数据证实其在安全性——尤其是心房食管瘘等严重并发症方面具有优越性，而且可以被应用于持续性心房颤动的治疗。即使在脉冲场消融技术成为热点的今天，冷冻消融仍然具有其独特的临床价值。

由杨海涛教授等主编的这本《心房颤动冷冻消融治疗》，系统而全面地介绍了冷冻消融技术，并结合大量的中国术者经验，对帮助广大同仁深入认识此技术、更好地应用于临床以服务广大患者，具有重要的意义与价值。谨在此表示祝贺与敬意，并衷心希望本书能得到广大同行的认可与支持。

姚　焰

2024 年 9 月

序 二

自 Michel Haïssaguerre 及其团队在 1992 年将导管消融应用于心房颤动的治疗之后，心房颤动的导管消融就成了心律失常领域亘古不变的热点话题。Haïssaguerre 最早发现肺静脉与左心房交接处的心肌袖细胞的异常兴奋活动在心房颤动中具有起始和维持的作用，而随着研究的深入，人们逐渐发现心房纤维化与心房颤动的进展密切相关，对心房颤动电活动的研究也从肺静脉扩展至肺静脉外乃至整个心房。这些都对导管消融的术式、导管设计、能量选择提出了更高的要求。

冷冻消融在 20 世纪 90 年代开始用于心律失常的治疗，2003 年冷冻球囊导管被设计用于心房颤动的治疗。20 多年来，冷冻球囊导管设计从最早的一代球囊进化到现在的四代球囊，导管本身设计更加人性化和简易化，手术流程日益标准化，可复制性更高，效果更好，手术成功率日益提高。冷冻球囊消融应用于心房颤动的治疗从阵发性心房颤动逐步扩展至持续性心房颤动，其消融覆盖范围也从环肺静脉扩展至左心房顶部、左心房后壁、上腔静脉。如今，冷冻球囊消融凭借其操作相对简单、学习曲线短、安全性高等特点，已成为心房颤动消融治疗的重要手段之一，受到临床医生的喜爱。

本书就冷冻球囊消融治疗心房颤动中存在的相关理论、实际临床应用技巧和疑问进行了整理和解答，希望能够为众多临床一线工作者提供帮助。

王山岭

2024 年 9 月

前　言

　　心房颤动(简称房颤)是一种常见的心律失常,随着年龄的增长,其发生率不断增加,尤其在75岁以上的人群中,其发生率可高达10%。房颤不仅会导致患者生活质量下降,还可能引发血栓形成、卒中、心力衰竭等严重并发症,对患者的生命安全构成威胁。

　　传统的治疗方法包括药物治疗、射频消融术和外科迷宫手术。随着医学技术的不断进步,房颤冷冻消融术作为一种新兴且高效的治疗手段,逐渐受到广泛的关注和认可。房颤冷冻消融术通过在心脏内部释放冷冻液体或气体,利用低温能量冷冻心脏组织,从而阻断导致心房颤动的异常电信号传导,旨在恢复心脏的正常节律。

　　冷冻消融术相较其他治疗方法具有诸多优势。冷冻消融术损伤范围较大,且均一性较好,肺静脉隔离成功率更高,有效减少房颤的复发率。此外,冷冻消融手术时间短,患者易耐受,痛苦小,且安全性高,并发症少,术后恢复期相对较短。

　　近年来,冷冻消融术的临床应用日益广泛,并取得了显著的疗效。国外已有约100万例房颤患者接受了冷冻消融治疗,而我国也已成功开展了超过10万例。大量的临床实践证明,冷冻消融术不仅能够有效控制房颤的发作,还能显著降低卒中风险,提高患者的生活质量。

　　同时,随着冷冻球囊产品设计的逐渐更新与完善,以及临床上的逐步推广,冷冻消融术的应用也从阵发性房颤突破至持续性房颤,术式百花齐放,这些都使得冷冻消融术在房颤患者的治疗中取得了令人瞩目的疗效,也进一步推动了房颤治疗技术的发展。

　　鉴于此,我们有必要对冷冻消融治疗心房颤动进行深入的研究和探讨,以期为更多的房颤患者提供更加安全、高效、便捷的治疗方案。本书将详细介绍冷冻消融术的原理、适应证、禁忌证及临床应用等方面的内容,同时精选十余个临床上常见的病例,旨在为从事房颤冷冻消融治疗的医务人员提供有益的参考和指导。

　　本书是编者多年来在冷冻消融治疗房颤过程中总结经验所写下的。编者希望尽可能写出自己的心得体会,但由于对每位患者的认识角度不同、深浅不一,内容不免片面。老子曰:"孔德之容,惟道是从。"文字不免有一己之偏,但追求完美的初心明月可鉴!

杨海涛

2024年9月

目 录

第一章

冷冻消融的发展与应用

第一节　冷冻消融的发展

冷冻治疗一词源自古希腊语"Kryos",意为"结霜"。这种治疗方法的历史可追溯到4000多年前,当时学者已开始利用冰及低温疗法来治疗出血、水肿及皮肤病等,称为"冰疗"。他们观察到低温可以减缓血流、减轻炎症,并可能对某些疾病产生治疗效果。尽管这种古老的治疗方法与现代冷冻消融技术相去甚远,但它是医学领域中冷冻技术的初步尝试。

19世纪中叶,英国医生 James Arnott 开始系统地研究现代冷冻治疗。他使用了约−20 ℃的冰盐溶液在体表部位冷冻晚期肿瘤,冰盐吸热使组织降温杀死癌细胞,这种方法能够显著缩小肿瘤,减轻患者疼痛。阿诺特的这一创举虽由于技术限制未能广泛应用,但为后来的冷冻治疗技术发展奠定了基础。

19世纪后期,冷冻技术主要应用于简单的实验操作或生物样本的保存,尚未广泛应用于临床治疗。进入20世纪40年代,冷冻消融技术开始逐步进入临床应用阶段。当时,术者们主要使用液氮等制冷剂对肿瘤等病变组织进行冷冻治疗。然而,由于技术条件的限制,这种方法往往难以精确控制冷冻范围和温度,治疗效果并不理想。

1950年是冷冻消融技术发展的重要转折点。在这一年,液氮首次被直接涂布于病灶,用于治疗各种皮肤病。在这一时期,液氮开始被广泛应用于冷冻消融治疗中。由于液氮具有极低的沸点(−196 ℃)和强大的制冷能力,能够在短时间内将组织温度降至极低水平,从而实现更加精确和有针对性的治疗。随着冷冻技术的不断进步,术者们开始尝试将冷冻消融技术应用于其他领域,如肿瘤切除等。

1960年前后,现代低温手术的奠基人 Irving S. Cooper 研制出了一种可调节温度的液氮冷冻治疗设备,进一步推动了冷冻消融技术的进步。这种设备能够精确控制液氮的温度和流量,使术者能够更好地调节治疗过程中的冷冻效果。

1984年,Gary Onik 率先把超声影像监测技术用于冷冻治疗临床应用中,标志冷冻消融技术进入了新的阶段。通过结合超声影像监测技术,医生能够实时观察和监测治疗区域的情况,包括病灶的位置、形态和大小等。这帮助术者更准确地定位和定量化治疗目标,并在治疗过程中实时调整冷冻参数,以确保冷冻效果的最大化和对周围组织的最小损伤。超声的引入使冷冻治疗从传统的"盲目操作"转变为"可视化操作",大幅提高了治疗的安全性和效果。

1994 年,美国 Endocare 公司成功研制出一款新型超低温介入冷冻治疗设备——Endocare Cryo-System。该系统利用焦耳-汤姆孙节流制冷原理,能够精准定位和控制冷冻区域,同时最大程度地保护周围健康组织。这一技术的出现,极大地拓宽了冷冻消融技术的应用范围,在早期癌症的治疗中发挥了重要作用。

第二节　冷冻消融在医学领域的应用

目前,冷冻消融在医学的各个领域具有广泛的适应证和显著的治疗效果,是现代医学中不可或缺的一种治疗手段。冷冻消融可应用于多种良性和恶性肿瘤的治疗,包括肝癌、肺癌、卵巢癌、乳腺癌、前列腺癌、胰腺癌、肾上腺癌、脑膜瘤、胶质瘤等。液氮冷冻消融术常用于较小的、浅表性的颌面部肿瘤和病变治疗,具有安全、痛苦小等优点。同时冷冻消融与免疫疗法相结合用于治疗乳腺癌。此外,对于大部分不适合切除手术的肺癌患者,冷冻消融结合免疫治疗可以发挥重要的作用。同时,冷冻消融在前列腺癌和肝癌治疗中也有较大突破。

在心房颤动(简称房颤)治疗手段中,射频消融手术由于操作复杂、围术期并发症多等原因,其广泛开展受到了一定的限制。而冷冻消融手术操作相对简单,创伤小,更安全,并发症少,不失为房颤治疗的新选择。冷冻消融手术在欧美应用量逐年递增(表 1-1),2022 年冷冻消融手术在欧洲达到约 6.0 万台,占比 38.7%,在美国达到约 16.4 万台,占比 48.2%。自美敦力球囊型冷冻消融导管在国内上市以来,该技术已经被越来越多的心脏中心采用。2023 年 5 月 HRS 公布的数据表明,目前中国已完成冷冻球囊消融手术约 130 万例,市场占比为 10%～15%。

表 1-1　2020—2023 年欧洲及美国年射频与冷冻消融手术量

地区	手术	2020 年	2021 年	2022 年
欧洲	房颤射频消融术	约 7.5 万台	约 8.3 万台	约 9.5 万台
	房颤冷冻消融手术	约 4.2 万台	约 5.1 万台	约 6.0 万台
美国	房颤射频消融术	约 12 万台	约 14.3 万台	约 17.6 万台
	房颤冷冻消融手术	约 11.7 万台	约 13.6 万台	约 16.4 万台

（杨海涛　刘静静　赵耍松）

参考文献

［1］田艺超,赵继志.冷冻消融术在口腔颌面部疾病中应用的研究进展［J］.中国实用口腔科杂志,2023,16(5):624-629.

［2］OLAGUNJU A,FORSMAN T,WARD R C. An update on the use of cryoablation and immunotherapy for breast cancer［J］. Frontiers in Immunology,2022,13:1026475.

［3］TIAN Y L,QI X S,JIANG X,et al. Cryoablation and immune synergistic effect for lung cancer:A review［J］. Frontiers in Immunology,2022,13:950921.

［4］KOTAMARTI S,POLASCIK T J. Focal cryotherapy for prostate cancer:a contemporary literature review［J］. Annals of Translational Medicine,2023,11(1):26.

［5］PUSCEDDU C,MASCIA L,NINNIRI C,et al. The increasing role of CT-guided cryoablation for the treatment of liver cancer:a single-center report［J］. Cancers,2022,14(12):3018.

第二章

冷冻消融的理论基础

第一节　冷冻消融损伤的机制

冷冻消融的损伤机制是一个复杂而精细的过程,它主要通过低温对组织细胞产生直接和间接的影响,从而达到消融的目的。冷冻消融损伤机制如下。

一、冷却阶段

(一)冰晶形成

当冷冻消融开始时,目标组织局部温度逐渐降低。当温度降至 $-40\,℃ \sim -20\,℃$ 时,细胞外开始形成冰晶。这些冰晶的形成是冷冻消融损伤机制的关键环节之一。随着温度的进一步降低,冰晶的数量和体积逐渐增大,它们会隔离自由水,增加细胞外液的渗透压,迫使细胞内液流向细胞外,导致细胞脱水。

(二)细胞脱水与代谢停止

细胞脱水是冷冻消融过程中的一个重要现象。由于冰晶的形成和渗透压的变化,细胞内液大量流失,导致细胞脱水。细胞脱水会引起细胞代谢和功能的障碍,因为细胞内的许多生化反应都需要水分子的参与。

当温度降至极低水平时,细胞内的新陈代谢会完全停止,细胞进入一种"休眠"状态。然而,这种"休眠"状态并不是可逆的,冰晶的形成和细胞结构的破坏已经造成了不可逆的损伤。

(三)机械性损伤

机械性损伤也是冷冻消融损伤机制中的另一个重要环节。在快速冷冻的过程中,如果温度迅速降至 $-40\,℃ \sim -20\,℃$,细胞内没有足够的时间进行脱水,自由水会被困在细胞内形成冰晶。这些冰晶对质膜和细胞器产生机械剪切力,从而直接破坏细胞结构。

二、复温阶段

(一)微循环障碍

在复温阶段,随着温度逐渐回升,冰晶开始融化。然而,这一过程中微环境稳态的严重破坏和细胞血供的急剧减少会导致微循环障碍。微循环障碍会进一步加剧组织的损伤,使组织产生不可逆性损伤。

(二)细胞膨胀与破裂

复温过程中,由于渗透梯度的逆转,细胞外液开始渗透进细胞内。这一过程会导致细胞膨胀。当细胞无法承受这种膨胀时,会发生破裂,最终导致细胞死亡。细胞膨胀和破裂是复温阶段损伤机制的主要表现。

三、冷冻免疫

除了上述直接和间接的细胞损伤机制外,冷冻消融还可能通过冷冻免疫机制刺激机体产生抗肿瘤免疫反应。组织坏死和血管介导的炎症反应会释放大量抗原,这些抗原被树突状细胞和巨噬细胞等免疫细胞识别并呈递给 T 淋巴细胞等效应细胞,从而引发自体抗肿瘤免疫反应。这种免疫反应有助于进一步清除残留的肿瘤细胞和异常组织。

综上所述,冷冻消融的损伤机制包括冷却阶段的冰晶形成、细胞脱水与代谢停止、机械性损伤,以及复温阶段的微循环障碍、细胞膨胀与破裂。此外,冷冻消融还可能通过冷冻免疫机制刺激机体产生抗肿瘤免疫反应。这些机制共同作用,使得冷冻消融成为一种有效的治疗方法。

四、焦耳-汤姆孙效应

冷冻消融利用高压状态的制冷剂汽化的瞬间膨胀吸热原理造成损伤,此种现象称为焦耳-汤姆孙效应(Joule-Thomson effect),也称节流膨胀效应。这一效应由英国物理学家焦耳和汤姆孙最早于 1852 年在研究气体内能的性质时共同发现,并通过实验进行了深入研究。其可泛指较高压强气体经过多孔塞、毛细管、节流阀(通过直径很小的阀门)等装置降为低压气体时,发生膨胀,大量吸收周围热量,使探针头部及其周围组织急剧降温的温度变化现象。

美敦力冷冻消融系统使用目前市面上低温消融心律失常的标准制冷剂液态一氧化二氮,这是因为它具备多种优势。液态一氧化二氮成本低,获得方便,只要在气罐中加压,不需要其他额外冷却手段就可储存为液体。液态一氧化二氮汽化后可降温,最低温度达-88.5 ℃,且安全性高,可溶于水,若少量释放到人体循环中也可快速与红细胞结合,不会造成气栓风险。

第二节　冷冻术中温度与损伤的调控

冷冻球囊分为外层球囊和内层球囊(图 2-1),由于气体进入血液会导致气体栓塞,所以制冷剂通过导管以闭合循环的方式排入冷冻球囊并回收尾气。冷冻过程中,储存在高压气罐中的液态一氧化二氮由同轴连接线缆输送到消融导管末端的球囊中,减压并吸收大量热量,完全汽化膨胀(图 2-2),使贴靠的靶组织冰冻、脱水、坏死。

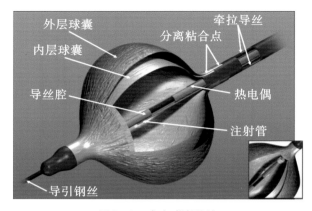

图 2-1   冷冻球囊结构

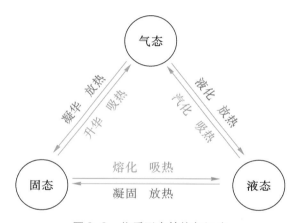

图 2-2   物质形态转换与温度

　　冷冻过程中,最低温度在电极或冷冻球囊表面,冷冻消融仪显示的温度不代表组织温度,而是回收尾气的温度。温度下降造成不同阶段的损伤。温度从近 32 ℃ 开始下降到 0 ℃ 期间,形成轻微低温,此时心肌细胞及生物膜开始缺水,离子泵失去转运能力,电生理特性可见除极速度降低、动作电位幅度降低、动作电位持续时间延长、复极化持续时间延长及传导速度下降等现象。温度从 0 ℃ 下降到 -20 ℃ 期间,造成可逆性损伤,此时如果降温持续时间不超过几分钟,低温造成的损伤完全可以是可逆的,且暴露在低温环境时间越短,停止冷冻后恢复可能越快。温度下降到 -20 ℃ 以下时,造成的损伤不可逆,此时细胞内外结冰,细胞膜破裂,细胞坏死,可造成永久性电传导阻滞。

　　冷冻消融包含降温和复温过程,分别造成即刻效应损伤和延迟效应损伤(图 2-3)。

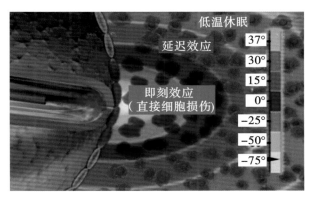

图2-3　冷冻消融中的即刻效应和延迟效应

即刻效应损伤包含一过性的低温应激损伤和永久性的直接细胞损伤。低温应激损伤为温度从 32 ℃开始下降到 0 ℃期间,细胞膜开始失水,离子泵转运能力降低,动作电位幅度降低,复极化持续时间延长,电位传导速度下降。温度从 0 ℃下降到 -20 ℃期间,细胞代谢停止,电活动静止,此时损伤可逆。低温应激损伤具有可控和可重复的特性,且安全可逆的特点适用于高风险部位消融,如 His 束(希氏束)旁等部位(图 2-4)。

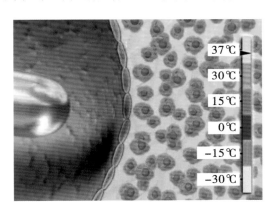

图2-4　即刻效应:低温应激示意

当温度从 -20 ℃下降到 -20 ℃以下时,此时细胞内外结冰造成坏死、脱落,形成永久性的直接细胞损伤。冷冻消融过程包含主要在快速降温时造成的细胞内结冰以及少量在慢速降温过程造成的细胞外结冰,前者是导致细胞死亡的最主要原因。细胞内结冰是由于冷冻速度足够快,细胞内水分来不及析出,在细胞内形成冰晶。此时导致细胞死亡有多种原因,如内部冰晶会破坏细胞结构、冰晶体积增加使细胞膜破坏,以及冰晶形成的过程吸取所有的水分从而使蛋白质脱水、变性导致死亡。而细胞外结冰导致死亡主要是由于渗透压改变,即细胞内高度浓缩的溶质促发连锁性生理和生化改变。由于细胞外液对温度更敏感,降温后细胞外先结冰,引起细胞外高渗,细胞内脱水和皱缩(图 2-5)。

延迟效应损伤发生在冷冻结束的复温过程中,此时形成二次损伤。首先,残留细胞内再结冰和破裂。在组织表面温度从 −75 ℃复温至 37 ℃期间,细胞外新形成的小冰晶先溶解,造成渗透压下降,液体流入细胞内,从而使细胞内部的小冰晶与液体形成较大的冰晶,最终冰晶变大时对细胞会产生更大的物理破坏,因为剪切力而导致细胞膜破裂,细胞死亡,形成二次损伤。其次,在复温结束后,会持续形成血管介导的损伤(图 2-6)。如复温后小血管解冻,血运恢复会形成再灌注损伤。复温 2 h 后,血管内皮产生水肿,形成血栓导致微循环堵塞,最终造成组织缺血、坏死。同时发生进行性降解,即细胞膜丧失完整性,以及随机 DNA 降解,导致细胞破裂。还会产生炎症反应,产生 T 细胞、白细胞和巨噬细胞。复温过程同样导致基因相关性的细胞死亡,从复温后 6 h 开始,峰值出现在复温后12 h。此时残存细胞发生进行性降解,具体为细胞膜保持完整、空泡形成和非随机性DNA 降解。同时产生邻近细胞的噬菌作用,即部分非炎症性反应。

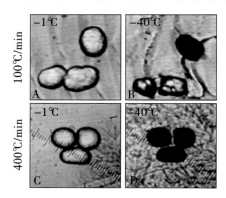

A、B . 以 100 ℃/min 降温时细胞的反
应;C、D. 以 80 ℃/min 降温时细胞的反应。

图 2-5　永久性直接细胞损伤

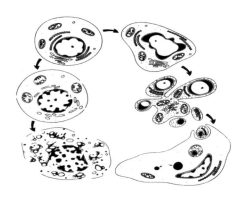

图 2-6　复温对残存细胞的损伤

冷冻消融结束后 12 周内为术后空白期,此时靶组织持续形成冷冻消融损伤(图 2-7)。

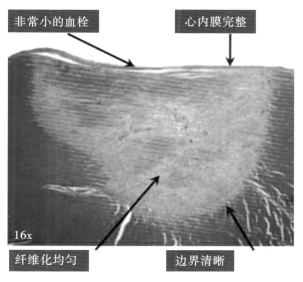

图 2-7　冷冻 1 周后形成瘢痕（犬模型）

（杨海涛　严丽洁　李雪洁）

参考文献

[1]中国医师协会心律学专业委员会,中华医学会心电生理和起搏分会.经冷冻球囊导管消融心房颤动中国专家共识[J].中国心脏起搏与心电生理杂志,2020,34（2）:95-108.

[2]中华医学会心电生理和起搏分会,中国医师协会心律学专业委员会,中国房颤中心联盟心房颤动防治专家工作委员会.心房颤动:目前的认识和治疗建议（2021）[J].中华心律失常学杂志,2022,26（1）:15-88.

[3]卫越,金奇,吴立群,等.冷冻消融治疗心房颤动的原理及临床意义[J].中华心律失常学杂志,2017,21（6）:533-535.

[4]AVITALL B,KALINSKI A.Cryotherapy of cardiac arrhythmia:from basic science to the bedside[J].Heart Rhythm,2015,12（10）:2195-2203.

[5]LUSTGARTEN DL,KEANE D,RUSKIN J.Cryothermal ablation:mechanism of tissue injury and current experience in the treatment of tachyarrhythmias[J].Prog Cardiovasc Dis,1999,41（6）:481-498.

[6]KONDRATIEV T V,WOLD R M,AASUM E,et al.Myocardial mechanical dysfunction and calcium overload following rewarming from experimental hypothermia in vivo[J].Cryobiology,2008,56（1）:15-21.

第三章

冷冻球囊消融系统与设备

第一节　冷冻球囊消融系统

目前市面上主要采用的冷冻球囊消融系统由美敦力公司生产（图3-1），包括球囊型冷冻消融导管（图3-2）、FlexCath Advance 可调控型导管鞘（图3-3）、Achieve 环形标测电极（图3-4）。

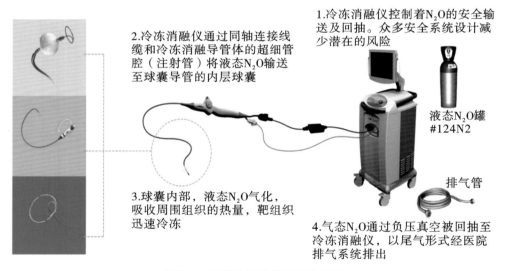

2.冷冻消融仪通过同轴连接线缆和冷冻消融导管体的超细管腔（注射管）将液态N₂O输送至球囊导管的内层球囊

1.冷冻消融仪控制着N₂O的安全输送及回抽。众多安全系统设计减少潜在的风险

液态N₂O罐 #124N2

排气管

3.球囊内部，液态N₂O气化，吸收周围组织的热量，靶组织迅速冷冻

4.气态N₂O通过负压真空被回抽至冷冻消融仪，以尾气形式经医院排气系统排出

图 3-1　美敦力冷冻消融系统组成

其中球囊型冷冻消融导管（以下简称冷冻球囊，包括 Arctic Front、Arctic Front Advance 和 Arctic Front Advance Pro，依次简称为 AF、AFA、AFA Pro）。美敦力冷冻球囊导管需结合 FlexCath Advance 可调控型导管鞘和 Achieve 或 Achieve Advance 环形标测电极，以及与美敦力 CryoConsole 冷冻消融仪匹配使用。本章以 AFA 为例介绍其导管系统设备组装及其特性。

冷冻球囊内中央杆远端有制冷剂喷射孔，近端有热电偶监测球囊内温度。冷冻消融开始时，冷冻消融仪通过同轴连接线缆和冷冻消融导管体的超细管腔（注射管）将制冷剂——液态一氧化二氮（N₂O）输送至导管头端，在头端由液态快速膨胀变为气态，迅速吸收周围组织的热量使其降温,即发生 Joule-Thomson 效应,也叫作节流膨胀效应。该效应是指高压流体经过细小的毛细管到达低压区域后,流体迅速膨胀吸热引起的温度下降。所以冷冻消融时,靶组织周围心肌的热量快速被吸收,靶组织迅速冷冻坏死。其中 N_2O 的沸点为−88.47 ℃,在提供足量冷冻效应的同时具有相对的安全性,气体即使进入循环也可与红细胞迅速结合,不易产生空气栓塞。制冷后的气态 N_2O 通过负压真空经导管体的超细管腔和同轴连接线缆被回抽至冷冻消融仪,以尾气形式经医院排气系统排出。整个冷冻消融手术过程中,冷冻消融仪的安全性设计确保了 N_2O 的安全输送、回抽和处理,保障了手术的安全性。

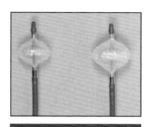

球囊型冷冻消融导管
Arctic Front Advance

· 型号: 23、28 mm
· 导管总长度: 140 cm
· 可用杆长: 102 cm
· 头端长度: 10 mm
· 外径: 10.5 F
· 双弯: 最大至45°
· 兼容导丝: 0.032"~0.035"

图 3-2　球囊型冷冻消融导管

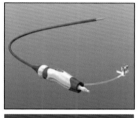

可调控型导管鞘
FlexCath Advance

· 内径: 12 F
· 外径: 15 F
· 总长: 81 cm
· 扩张管兼容导丝: 0.035"
· 单弯: 最大至135°

图 3-3　可调控型导管鞘

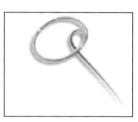

环形标测电极
Achieve

· 型号: 15、20 mm
· 管身直径: 3.3 F
· 总长: 165 cm
· 可用长度: 146 cm
· 电极数量: 8 个
· 电极长度: 1 mm
· 电极间距: 4、6 mm

图 3-4　环形标测电极

一、球囊型冷冻消融导管

冷冻球囊由内球囊与外球囊组成(图 3-5)。冷冻剂输入到内球囊,汽化后通过真空作用返回冷冻消融仪内,外球囊能够有效防止内球囊损坏时冷冻剂的外溢,从而确保了手术的安全性。而冷冻球囊内部用于记录温度的热电偶位于球囊内部末端,记录回收气体温度。注意热电偶记录到的温度——即冷冻消融仪上显示的温度,并非组织表面的温度,而是球囊内回收气体的温度。此温度参数可以帮助判断术中球囊充气封堵时进得是否过深,从而帮助调整球囊在左心房内的位置。

冷冻球囊导管有 23 mm 及 28 mm 两种直径可以选择。目前,由于冷冻球囊消融术开展的普遍性及规范性,许多术者掌握了冷冻球囊的操作技巧,28 mm 的球囊直径较大,能够更多地干预肺静脉前庭部位,且不容易进入肺静脉过深,避免肺静脉狭窄及膈神经麻痹等相关并发症的发生。因此,目前冷冻球囊消融术普遍采用 28 mm 的球囊。

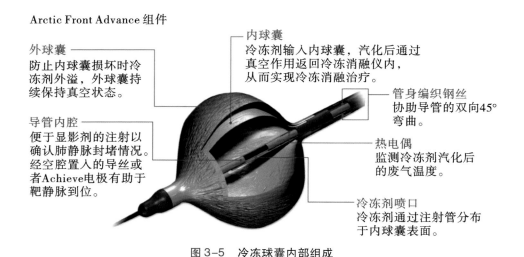

Arctic Front Advance 组件

外球囊
防止内球囊损坏时冷冻剂外溢,外球囊持续保持真空状态。

导管内腔
便于显影剂的注射以确认肺静脉封堵情况。经空腔置入的导丝或者Achieve电极有助于靶静脉到位。

内球囊
冷冻剂输入内球囊,汽化后通过真空作用返回冷冻消融仪内,从而实现冷冻消融治疗。

管身编织钢丝
协助导管的双向45°弯曲。

热电偶
监测冷冻剂汽化后的废气温度。

冷冻剂喷口
冷冻剂通过注射管分布于内球囊表面。

图3-5 冷冻球囊内部组成

冷冻球囊导管杆部的两个白色标记可以帮助判断球囊与长鞘的位置关系(图3-6):当导管上第一个白色标记与鞘管接口处对准时,表示球囊顶端与鞘管尾端对齐;当导管上第二个白色标记与接口对准时,表示球囊已经完全从 FlexCath Advance 鞘管出来,即可充盈球囊。

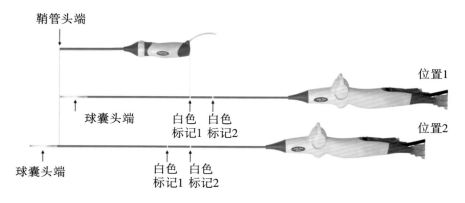

鞘管头端

球囊头端

白色标记1　白色标记2

位置1

球囊头端

白色标记1　白色标记2

位置2

图3-6 球囊杆身白色标记与可调控型导管鞘的关系

冷冻球囊尾部有 3 个接口(图3-7),分别连接电气连接线缆、同轴连接线缆、Y 阀,也就是临床应用上常说的电路、气路、水路。电路用来连接电气连接线缆,控制球囊充气、放气和冷冻的电路传输通路;气路用来连接同轴连接线缆,输送和回收 N_2O;水路连接 Y 阀门后,一端置入环形标测电极,另一端连接三连三通和盐水、造影剂等,术中推注造影剂。

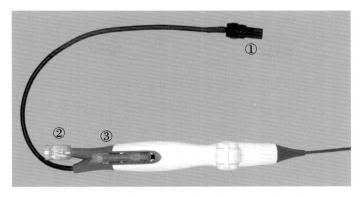

①连接电气连接线缆；②连接同轴连接线缆；③连接 Y 阀。

图 3-7 冷冻球囊尾部组成

　　冷冻球囊杆身上存在一个圆形操纵杆（图 3-8），冷冻球囊术中调整球囊封堵肺静脉，主要依靠的是操作可调控型导管鞘，而操纵杆的作用是在操作可调控型导管鞘的基础上，继续微调球囊，从而实现肺静脉的完全封堵。操纵杆不打弯时位于垂直位置，打弯时，可双向打弯 45°，与操纵杆推送方向一致。在冷冻右下肺静脉及前庭扩大时常用。球囊充气之后推送造影剂，发现下缘有所泄漏（图 3-9），前推操纵杆，球囊向下加弯，即可完全封堵肺静脉（图 3-10）。

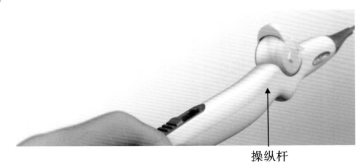

操纵杆

图 3-8 操纵杆

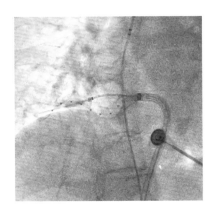

图 3-9 下缘泄漏

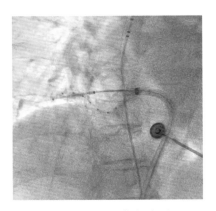

图 3-10 操纵杆加弯后

　　行冷冻球囊消融术时,在单根肺静脉冷冻结束,欲调整球囊更换肺静脉冷冻时,需要将球囊回撤至可调控型导管鞘内再行操作。而每次回撤球囊时,由于冷冻结束后球囊表面褶皱较大,因此回撤到鞘内时会存在较大阻力,此时可进行"重整球囊"的操作,方便将球囊回撤至鞘中。"重整球囊"的方法,即在球囊充气时,前推球囊尾部的"Push button",此时球囊内部的弹簧会将球囊拉长,再将球囊放气,球囊表面的褶皱就会被捋直(图3-11、图3-12),从而方便球囊回撤至可调控型导管鞘中。

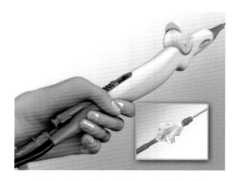 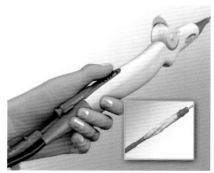

图3-11　"Push button"使用前　　　　图3-12　"Push button"使用后

二、可调控型导管鞘

　　可调控型导管鞘 FlexCath Advance(以下简称鞘管,又称为可调弯鞘)主要由扩张管(内鞘)和导管鞘(外鞘)组成(图3-13),单向可调弯。顺时针拧打弯旋钮增加弯度,逆时针松弯,鞘管打弯方向与尾部侧接口方向一致。球囊封堵肺静脉时,主要靠鞘管提供支撑力(即锚定技术)。鞘管外径15 Fr,扩张管12 Fr,进入股静脉困难时可做适当预扩(详见第五章)。

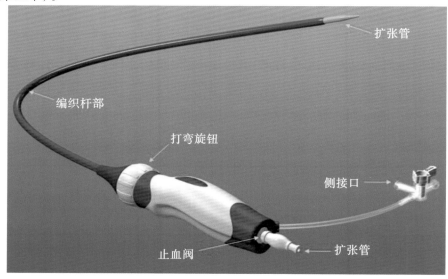

图3-13　可调控型导管鞘

鞘管打弯的最大弯度,根据球囊在鞘管内的不同位置有两种情况:第一,球囊导管在长鞘内时,鞘管的最大弯度为135°(图3-14);第二,球囊导管回撤到鞘管打弯点下,此时鞘管的最大弯度为180°(图3-15)。第一种情况在左上、左下、右上肺静脉的球囊操作中常用,此3根肺静脉对鞘管打弯要求较低;第二种情况在右下肺静脉中常用,由于右下肺静脉离房间隔穿刺位置近、操作空间小,因此经常需要鞘管在心房内打大弯(图3-16),从而预留出球囊的空间,能完全封堵右下肺静脉。

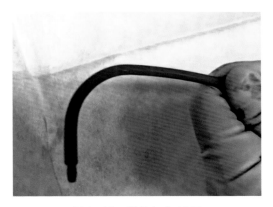

图3-14　鞘管打弯135°

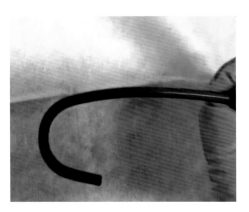

图3-15　鞘管打弯180°

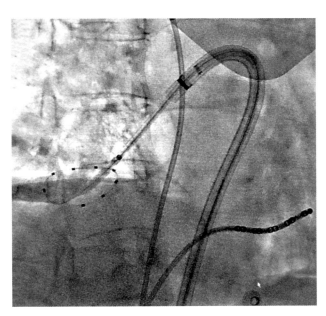

图3-16　鞘管在右下肺静脉打大弯

三、环形标测电极

环形标测电极(以下简称 Achieve 电极)有两种直径:15 mm 和 20 mm。共有 8 个电极(图 3-17)。作用如下:①引导球囊系统直接进入左心房,若操作球囊时不慎将球囊退回到右心房,可用 Achieve 电极寻找房间隔穿刺点位置重新进入左心房;②引导球囊沿着靶肺静脉分支封堵肺静脉;③实时监测肺静脉电位(图 3-18),能实时呈现电位延迟和隔离过程。由于 Achieve 电极具有非常柔软的特征,因此操作球囊和鞘管时,务必保证 Achieve 电极在鞘管外面,起到保护的作用(图 3-19)。

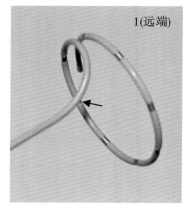

图 3-17　电极位置

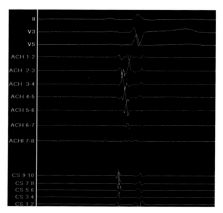

图 3-18　记录肺静脉电位

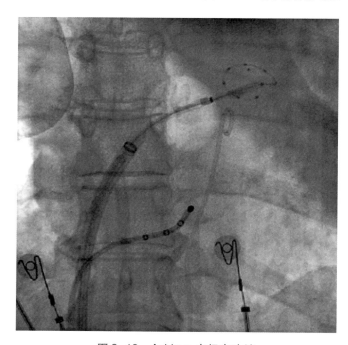

图 3-19　Achieve 电极在头端

第二节　冷冻球囊消融系统的组装

一、可调控型导管鞘的准备

使用肝素生理盐水冲洗 FlexCath Advance 鞘管及扩张管(图 3-20)。

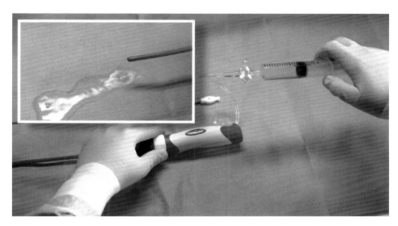

图 3-20　冲鞘

湿润扩张管,然后将其插入鞘管内锁上(图 3-21,扩张管 12 F 标识与鞘管 FlexCath 标识同一条直线上对准,卡紧)。

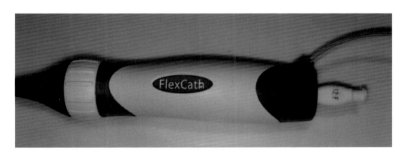

图 3-21　内外鞘组装

要注意可调控型导管鞘不可以用于房间隔穿刺,鞘管准备结束后即可沿导丝进行置换,具体置换操作详见第六章。

二、冷冻球囊导管准备

1. 连接尾线　一定要在干燥的环境下连接电缆(电管)(图 3-22)和同轴线缆(气管)(图 3-23)。

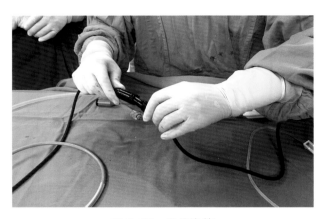

图 3-22 连接电管

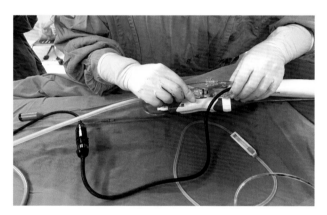

图 3-23 连接气管

2. 进行球囊水路的连接 将冷冻球囊导管导丝腔、Y阀、延长管、三联三通、环柄注射器依次连接,三联三通一孔接造影剂、一孔接肝素生理盐水、一孔备用,无须接压力(图3-24)。

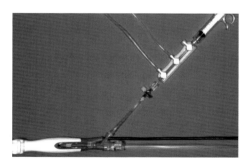

图 3-24 封闭式系统

3. 将 Achieve 电极沿 Y 阀置入冷冻球囊导管中（图 3-25）　将 Achieve 电极（图 3-26）从包装中取出，注意不要将导引器/加扭器从 Achieve 电极上取下，逆时针旋转松开 Achieve 导引器，并将其沿着 Achieve 环向前滑动，直至环伸直（图 3-27，注意导引器不要从头端完全掉出来，掉出来后很难套回去）。将 Achieve 导引器充分插入 Y 阀，导引器全部送入 Y 阀后再送入 Achieve 电极（图 3-28）。沿冷冻球囊导管前推 Achieve 电极，送出导管头端（环形出导管），然后将 Achieve 电极拉回至与冷冻球囊导管头端平齐（图 3-29）。一旦 Achieve 电极与冷冻球囊导管组装完成，将导引器拉回至 Achieve 电极尾端，并顺时针旋转固定（图 3-30），用于操作 Achieve 电极，并进行球囊排气操作。

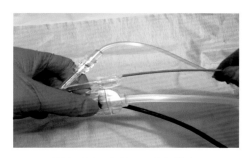

图 3-25　Achieve 电极接入

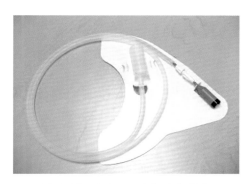

图 3-26　Achieve 电极在包装盒

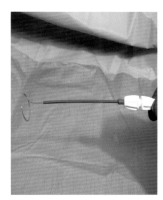
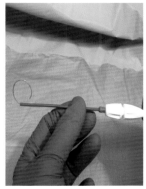
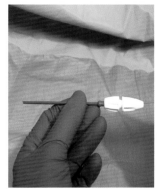

图 3-27　导引器将 Achieve 电极捋直从而置入 Y 阀

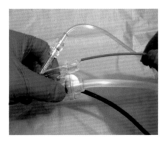
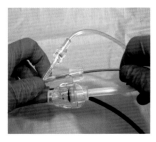
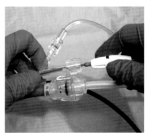

图 3-28　将 Achieve 电极沿导引器送入 Y 阀

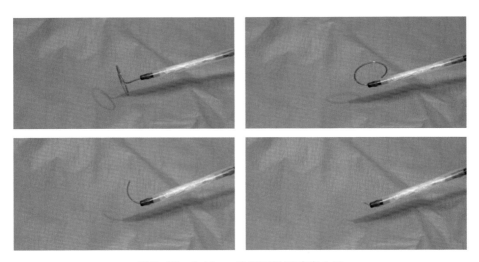

图 3-29　Achieve 电极回撤至球囊头端

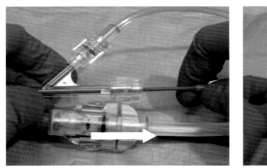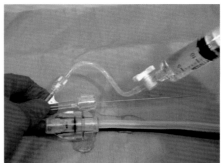

图 3-30　回撤导引器至尾部

4. 进行冷冻球囊导管排气工作　排气要排 3 个部分的气体：①Y 阀存留的气体；②球囊导管内部的气体；③球囊头端褶皱的气体。

首先进行 Y 阀的排气。术者用手堵住球囊头端,助手从三连三通内抽取生理盐水后,一边推动环柄注射器一边拧开 Y 阀,观察有生理盐水持续从 Y 阀口流出后,一边保持有生理盐水流出一边拧紧 Y 阀,此时 Y 阀气体排空(图 3-31)。

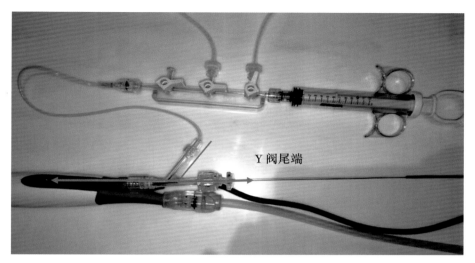

图 3-31 Y 阀排气通路

　　其次进行球囊导管的排气。术者不再堵住球囊导管头端,助手继续抽取生理盐水并前推,观察球囊头端有生理盐水流出,此时球囊导管内部气体排空(图 3-32)。

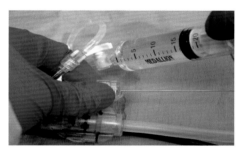 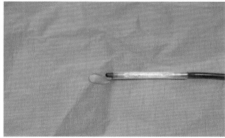

图 3-32 球囊头端液体流出

　　最后进行球囊头端褶皱部位的排气。将冷冻球囊导管头端浸泡在肝素盐水中,将球囊保护套拉回至导管体上,轻捏球囊,排除球囊表面皱褶内附着的气泡,再将保护套推回至球囊上,注意整个过程一定要在肝素盐水中进行(图 3-33)。此时球囊褶皱部位气体排空,即可准备将球囊置入导管鞘。

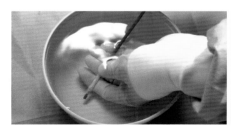 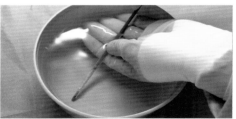

图 3-33 球囊褶皱部位排气

排气及术中操作时要牢记:永远不要回抽球囊导管(会从 Y 阀 Achieve 电极插入处抽入空气,一旦有空气进入系统,需要将整个系统撤出体外重新排气)。

5.将冷冻球囊导管沿球囊保护套置入可调控型导管鞘　操作如图 3–34,置入时注意以下几点。

(1)将冷冻球囊导管插入 FlexCath Advance 鞘管时需使用球囊保护套,保护套起支撑和引导作用,切忌将保护套插入长鞘内,损伤血管的止血阀。

(2)在鞘内需缓慢推送冷冻球囊导管,避免气泡产生。

(3)推送冷冻球囊导管出长鞘前,即球囊杆身第一个白色标记到鞘尾端之前,透视下一定要先送出 Achieve 电极,保证安全。左心房内操作时,保持 Achieve 电极在球囊头端(图 3–35)。

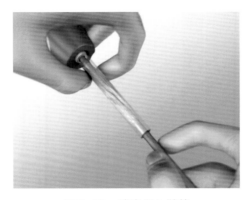

图 3–34　球囊置入鞘管

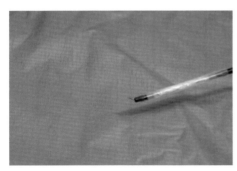 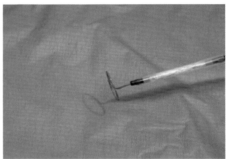

图 3–35　将 Achieve 电极送出球囊

(蔡志雄　倪楚民　马贵州)

参考文献

[1] 中华医学会心电生理和起搏分会,中国医师协会心律学专业委员会.经冷冻球囊导管消融心房颤动中国专家共识[J].中华心律失常学杂志,2020,24(2):96-112.

[2] 布雷迪基斯,怀尔德.冷冻消融治疗心律失常[M].方丕华,译.北京:北京大学医学出版社,2014.

第四章

冷冻球囊消融治疗重要临床研究及相关指南解读

相较于使用历史更悠久的射频消融疗法,冷冻球囊消融疗法于 2005 年才在欧洲批准上市。自其进入临床实践以来,全世界已有超过 100 万心房颤动患者接受了冷冻球囊消融。2003 年 Tse 等首次报道使用冷冻球囊进行房颤消融并在 52 例患者中完成了肺静脉隔离,随后的随访中未发现肺静脉狭窄。2005 年冷冻球囊上市后 2 年,第一个冷冻球囊消融房颤的临床研究结果发表在 *European Heart Journal*,57 例患者完成了手术,其中 15% 的肺静脉需要冷冻球囊补点消融。此后越来越多的冷冻球囊消融相关研究迅速涌现。

第一节　重要临床研究

STOP AF 研究是全球第 1 个使用冷冻球囊消融治疗房颤的多中心、前瞻性、随机对照研究,研究比较了冷冻球囊消融与药物治疗阵发性房颤的有效性与安全性,2013 年其研究结果发表于 *Journal of American College of Cardiology*。研究中 83% 的患者仅通过冷冻球囊导管即达到了肺静脉隔离,在 12 个月随访中消融组成功率为 69.9%,而药物组成功率仅为 7.3%。研究中使用的是一代球囊,研究中未进行膈神经监测,导致膈神经麻痹的发生率高达 11.2%。幸运的是,随访 1 年时仅 1.5% 的患者膈神经损伤未恢复。CAP-AF 研究是继 STOP AF 之后的评估性研究,共入组 76 例患者,这些患者均进行了膈神经监测,使得膈神经麻痹发生率降低到了 4.8%。2011 年的一项系统性研究回顾分析了 23 篇文献共计 1221 例阵发性房颤及 87 例持续性房颤使用第一代冷冻球囊消融的结果,显示 1 年阵发性房颤消融成功率为 72.83%,持续性房颤为 45.16%;膈神经麻痹发生率为 6.83%,术后 12 月随访时仅有 0.37% 的患者仍有膈神经麻痹。随着术者对膈神经麻痹问题的关注和术中采取预防措施,膈神经麻痹发生已较为罕见。

第二代球囊于 2012 年上市。相较于第一代球囊,第二代球囊冷冻范围扩大,一个球囊能适应不同口径的肺静脉,有效克服了上一代球囊中遇到的问题,不但使手术操作难度明显降低、手术时间明显缩短、单次隔离的成功率明显提高,而且因为其冷冻损伤面积增加,使得肺静脉恢复传导的比例明显降低,手术整体成功率明显提高。STOP AF PAS 研究是第二代冷冻球囊在美国上市后 FDA 要求进行的上市后研究,为针对阵发性房颤的多中心回顾性研究,3 年随访结果显示 1 年成功率为 82.8%,2 年为 75.3%,3 年为

68.1%；不良事件发生率为 5.8%；出院时 3.2% 患者膈神经损伤未恢复，随访 3 年 0.3% 患者仍存在膈神经损伤。RADICOOL TRAIL 研究是一项多中心、回顾性研究（15 家美国中心），452 例阵发性房颤患者应用第二代冷冻球囊消融，急性肺静脉隔离（PVI）成功率为 99%，随访 12 个月，单次手术成功率达 87%。

第三代冷冻球囊于 2015 年进入临床，与第二代球囊相比，其最大的区别在于球囊前端"nose"的缩短。这一改进使得 Achieve 电极更容易回退到肺静脉前庭，手术中更容易记录到肺静脉电位。如今第四代球囊也已经在临床应用并取得了良好的临床效果（图 4-1）。

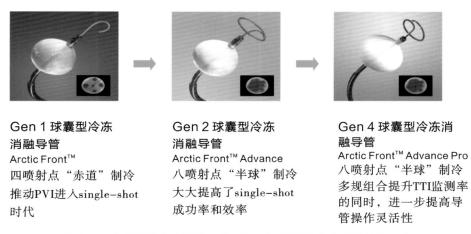

Gen 1 球囊型冷冻消融导管
Arctic Front™
四喷射点"赤道"制冷
推动PVI进入single-shot
时代

Gen 2 球囊型冷冻消融导管
Arctic Front™ Advance
八喷射点"半球"制冷
大大提高了single-shot
成功率和效率

Gen 4 球囊型冷冻消融导管
Arctic Front™ Advance Pro
八喷射点"半球"制冷
多规组合提升TTI监测率
的同时，进一步提高导
管操作灵活性

图 4-1　中国国内上市的第一代、第二代、第四代冷冻球囊特点对比

2016 年"冰与火研究"（FIRE AND ICE study）具有里程碑意义。该研究结果显示冷冻组即刻成功率为 98.9%，射频组为 97.9%（$P<0.05$）。平均随访 1.5 年，冷冻组失败率为 34.6%，射频组为 35.9%（$P<0.05$），提示冷冻球囊消融在临床有效性及安全性上不劣于射频消融。且在二级临床终点，包括再住院率、心脏原因再住院率、再次消融率及术后电复律率等方面，冷冻球囊组均明显低于射频组。2019 年的一项注册研究显示冷冻球囊消融与射频消融相比 1 年时成功率无明显区别（70.2 % *vs.* 68.2%），但冷冻球囊组再次消融的比例明显降低（7.8 % *vs.* 11%）。Freeze-AF 研究通过平均 30 个月的长期随访发现单次手术成功率冷冻球囊消融优于射频消融，多次消融后冷冻球囊消融仍有优势。手术效率是冷冻球囊加射频消融最为明显的优势项。该技术的易学性使得不同手术量的心脏中心之间房颤消融的成功率差别很小，而射频消融技术在较大的医学中心往往有着更好的治疗效果。

STAR AF Ⅱ研究的结果提示，对于持续性房颤，除肺静脉隔离外其他基质改良的治疗并不能带来额外的获益，这为冷冻球囊消融治疗持续性房颤提供了理论依据。第二代冷冻球囊在 2014 年已在欧洲获得治疗持续性房颤的认证，使用第二代冷冻球囊行肺静脉隔离治疗后 1 年的单次消融成功率可达 60% ～80%。Ciconte 等比较了压力射频消融导管消融与冷冻球囊消融进行 PVI 治疗持续性房颤的疗效,随访 1 年的结果显示两者成功率无明显区别(54% *vs.* 56%)。另一项采用倾向性评分入选冷冻球囊消融 PVI 治疗持续性房颤患者的比较性研究也得出了同样的结果,而在这项研究中射频消融组约 60% 患者进行了左心房基质改良。有学者提出冷冻球囊肺静脉隔离后对左心房后壁的干预范围比射频消融大得多,从而部分进行了基质改良。同时如前所述,冷冻球囊肺静脉隔离的持久性更高,也可能是其临床效果较好的原因之一。美国 Banner 大学医学中心的 Wilber 教授采用第二代球囊进行左心房顶部、二尖瓣峡部、碎裂电位等部位的消融,从而进行心房的基质改良,1 年随访持续性房颤患者成功率可达 77%。而来自德国的 Kuniss 等报道使用第二代球囊在 PVI 外进行左心房顶部的消融,术中电压标测显示该技术可以在左心房顶部形成完整满意的线状消融灶,1 年随访持续性房颤患者维持窦性心律者高达 80%。通过这些机制改良的方法,可以获得比射频消融更好的治疗结果。

在早先的房颤治疗指南中,药物往往作为房颤的初始治疗方案,药物治疗无效后再考虑导管消融。然而药物的疗效一般,并伴有显著的不良反应。最近的几项试验(Cryo-FIRST 研究、Early-AF 研究和 STOP AF First 研究)评估了导管消融术作为房颤的初始治疗的效果,结果表明冷冻球囊消融术显著改善心律失常结局(例如房性心律失常复发和心律失常发作负荷),同时显著改善患者症状和提升生活质量,并显著减少医疗资源使用,而不增加严重不良事件的风险。此外,与抗心律失常药相比,导管消融术可以改善房颤进程,减少阵发性房颤进展为持续性房颤的风险。

第二节　相关指南解读

在 STOP AF 研究之后,冷冻球囊消融逐渐进入房颤诊疗指南中。《心房颤动:目前的认识和治疗建议-2015》及《心房颤动:目前的认识和治疗的建议(2018)》中冷冻球囊可用于阵发房颤的肺静脉隔离治疗(Ⅰ类推荐,B 级证据)。而随着越来越多的临床证据的积累,《心房颤动:目前的认识和治疗建议(2021)》中,冷冻球囊消融已经作为心房颤动患者肺静脉隔离的常规方法(Ⅰ类推荐,A 级证据),同时冷冻球囊消融可以进行左心房顶部、后壁等部位的基质改良。在该版指南中,基于冷冻球囊消融一线治疗的临床研究结果,对于症状性阵发性房颤患者,以肺静脉隔离为主要策略的导管消融可作为一线治疗(Ⅰ类推荐,A 级证据)。在美国心脏学会 2023 年心房颤动管理指南中也肯定了这一做法。

2020 年《经冷冻球囊消融心房颤动中国专家共识》是全球第一份针对冷冻球囊消融的专家共识。共识包括背景、原理和特点、适应证与禁忌证、术前准备、围术期抗凝治疗、手术操作建议、冷冻效果的评价指标、并发症的预防、术后随访和复发患者的处理、培训建议,内容涵盖冷冻球囊消融房颤的整个过程。

对于冷冻球囊消融适应证,共识指出其可以作为阵发性房颤导管消融的常规方法之一,而对于症状性、药物不敏感的持续性或长程持续性房颤可以考虑冷冻球囊消融;对于

75 岁以上的高龄患者,更易于耐受冷冻球囊消融,可能更为合适;对于合并心力衰竭的房颤患者,接受导管消融治疗仍应全面评估患者的全身情况,以策安全。但对于除了房颤外合并有其他心律失常(如室上性心动过速、预激综合征、典型心房扑动等)需要同台导管消融的患者,应首选射频导管消融。

在手术的术前准备时,共识强调了左心房/肺静脉的三维影像检查的重要性。共识建议术前行左心房/肺静脉的多排增强 CT 或磁共振成像(MRI)的三维重建检查,并留存多体位图像,以了解肺静脉数量、分支、形态和解剖变异,以及肺静脉近段的直径及位置情况;同时可协助排查左心房及左心耳的血栓。

共识对手术操作过程进行了详尽且实用性极强的描述,对手术血管通路和左心房通路的建立、冷冻球囊导管系统准备、球囊导管定位及肺静脉封堵、肺静脉前庭消融及消融过程中温度、冷冻消融开始至 PVI 时间(time to isolation,TTI)、冷冻消融时间和次数、复温时间等参数进行了建议,同时对手术中膈神经损伤、食管损伤、心脏压塞及股动脉损伤等并发症也进行了详尽的描述。本书后续将有具体章节对上述方面进行详尽讲解。

共识提出需要从术后复发的处理、抗凝治疗和管理,以及消融术后早期和晚期并发症的识别、评估和处理方面,加强对患者的随访和处理。共识强调术后早期随访的重点应关注并发症,特别是识别出需要紧急评估及处理的症状与体征,如穿刺口出血、延迟心脏压塞、术后栓塞、心房食管瘘、膈神经损伤等并发症。术后随访中,尤其应注意心房食管瘘的预防和早期识别。冷冻球囊消融治疗房颤复发患者有其特点,第二代冷冻球囊较少发生因消融瘢痕而造成的医源性心房扑动(简称房扑)、房性心动过速,故冷冻球囊消融术后晚期复发(>3 个月,≤1 年)和远期复发(>1 年)的机制多与肺静脉传导恢复有关。另一常见原因为非肺静脉触发灶的存在,尤其在肺静脉传导未恢复的患者中可能为主要原因。共识强调应加强对冷冻球囊消融房颤从业医师和技术工程师的操作规范化培训,以提升该疗法的安全性和成功率。

总之,近年来随着冷冻球囊房颤导管消融领域的循证医学、真实世界研究和临床实践证据的不断积累,其已成为不可或缺的房颤导管消融的主要技术之一。然而冷冻球囊消融技术仍有较大的研究、创新与发展空间,包括适应证的扩展、冷冻消融球囊和标测电极的改进、肺静脉隔离之外消融策略的研究、复发病例的消融策略等。我们期待未来有更多高质量的研究证据尤其是来自中国的证据出现,为临床实践提供可靠依据,并推动房颤导管消融指南的不断更新。

(陈炳伟)

参考文献

［1］TSE H F，REEK S，TIMMERMANS C，et al. Pulmonary vein isolation using transvenous catheter cryoablation for treatment of atrial fibrillation without risk of pulmonary vein stenosis［J］. Journal of the American College of Cardiology，2003，42（4）：752-758.

［2］VAN BELLE Y，JANSE P，RIVERO-AYERZAM J，et al. Pulmonary vein isolation using an occluding cryoballoon for circumferential ablation：feasibility，complications，and short-term outcome［J］. European Heart Journal，2007，28（18）：2231-2237.

［3］PACKERD L，KOWAL R C，WHEELAN K R，et al. Cryoballoon ablation of pulmonary veins for paroxysmal atrial fibrillation first results of the North American Arctic front （STOP AF） pivotal trial［J］. Journal of the American College of Cardiology，2013，61 （16）：1713-1723.

［4］ANDRADEJ G，KHAIRY P，GUERRA P G，et al. Efficacy and safety of cryoballoon ablation for atrial fibrillation：a systematic review of published studies［J］. Heart Rhythm，2011，8（9）：1444-1451.

［5］PANDYA B，SHEIKH A，SPAGNOLA J，et al. Safety and efficacy of second-generation versus first-generation cryoballoons for treatment of atrial fibrillation：a meta-analysis of current evidence［J］. Journal of Interventional Cardiac Electrophysiology，2016，45（1）：49-56.

［6］KNIGHTB P，NOVAK P G，SANGRIGOLI R，et al. Long-term outcomes after ablation for paroxysmal atrial fibrillation using the second-generation cryoballoon：final results from STOP AF post-approval study［J］. JACC. Clinical Electrophysiology，2019，5（3）：306-314.

［7］SU W，ORMEG J，HOYT R，et al. Retrospective review of Arctic Front Advance Cryoballoon Ablation：a multicenter examination of second-generation cryoballoon （RADICOOL trial）［J］. Journal of Interventional Cardiac Electrophysiology，2018，51（3）：199-204.

［8］FÜRNKRANZ A，BOLOGNA F，BORDIGNON S，et al. Procedural characteristics of pulmonary vein isolation using the novel third-generation cryoballoon［J］. Europace，2016，18 （12）：1795-1800.

［9］IACOPINO S，PIERAGNOLI P，ARENA G，et al. A comparison of acute procedural outcomes within four generations of cryoballoon catheters utilized in the real-world multicenter experience of 1STOP［J］. Journal of Cardiovascular Electrophysiology，2020，31（1）：80-88.

［10］MATHEW S，ROTTNER L，WARNEKE L，et al. Initial experience and procedural efficacy of pulmonary vein isolation using the fourth-generation cryoballoon—a step forward?

[J]. Acta Cardiologica,2020,75(8):754-759.

[11] KUCKK H,BRUGADA J,FÜRNKRANZ A,et al. Cryoballoon or radiofrequency ablation for paroxysmal atrial fibrillation[J]. The New England Journal of Medicine,2016,374 (23):2235-2245.

[12] KUCKK H,FÜRNKRANZ A,JULIAN CHUN K R,et al. Cryoballoon or radiofrequency ablation for symptomatic paroxysmal atrial fibrillation:reintervention,rehospitalization,and quality-of-life outcomes in the fire and ice trial[J]. European Heart Journal,2016, 37(38):2858-2865.

[13] MÖRTSELL D,ARBELO E,DAGRES N,et al. Cryoballoon vs. radiofrequency ablation for atrial fibrillation:a study of outcome and safety based on the ESC-EHRA atrial fibrillation ablation long-term registry and the Swedish catheter ablation registry[J]. Europace, 2019,21(4):581-589.

[14] LUIK A,KUNZMANN K,HÖRMANN P,et al. Cryoballoon vs. open irrigated radiofrequency ablation for paroxysmal atrial fibrillation:long-term FreezeAF outcomes[J]. BMC Cardiovascular Disorders,2017,17(1):135.

[15] PROVIDENCIA R,DEFAYE P,LAMBIASEP D,et al. Results from a multicentre comparison of cryoballoon vs. radiofrequency ablation for paroxysmal atrial fibrillation:is cryoablation more reproducible? [J]. Europace,2017,19(1):48-57.

[16] VERMA A,JIANGC Y,BETTS T R,et al. Approaches to catheter ablation for persistent atrial fibrillation[J]. The New England Journal of Medicine,2015,372(19):1812-1822.

[17] CICONTE G,BALTOGIANNIS G,DE ASMUNDIS C,et al. Circumferential pulmonary vein isolation as index procedure for persistent atrial fibrillation:a comparison between radiofrequency catheter ablation and second-generation cryoballoon ablation[J]. Europace, 2015,17(4):559-565.

[18] BOVEDA S,PROVIDÊNCIA R,DEFAYE P,et al. Outcomes after cryoballoon or radiofrequency ablation for persistent atrial fibrillation:a multicentric propensity-score matched study[J]. Journal of Interventional Cardiac Electrophysiology,2016,47(2):133-142.

[19] TZEIS S,PASTROMAS S,SIKIOTIS A,et al. Cryoablation in persistent atrial fibrillation—a critical appraisal[J]. Netherlands Heart Journal,2016,24(9):498-507.

[20] KENIGSBERGD N,MARTIN N,LIM H W,et al. Quantification of the cryoablation zone demarcated by pre- and postprocedural electroanatomic mapping in patients with atrial fibrillation using the 28-mm second-generation cryoballoon[J]. Heart Rhythm,2015, 12(2):283-290.

[21] SUW W,ALZUBAIDI M,TSENG R,et al. Novel usage of the cryoballoon catheter to achieve large area atrial substrate modification in persistent and long-standing persistent atrial fibrillation[J]. Journal of Interventional Cardiac Electrophysiology,2016,46(3):

275-285.

[22] KUNISS M, GREIß H, PAJITNEV D, et al. Cryoballoon ablation of persistent atrial fibrillation: feasibility and safety of left atrial roof ablation with generation of conduction block in addition to antral pulmonary vein isolation[J]. Europace, 2017, 19(7): 1109-1115.

[23] AKKAYA E, BERKOWITSCH A, ZALTSBERG S, et al. Ice or fire? Comparison of second-generation cryoballoon ablation and radiofrequency ablation in patients with symptomatic persistent atrial fibrillation and an enlarged left atrium[J]. Journal of Cardiovascular Electrophysiology, 2018, 29(3): 375-384.

[24] KUNISS M, PAVLOVIC N, VELAGIC V, et al. Cryoballoon ablation *vs*. antiarrhythmic drugs: first-line therapy for patients with paroxysmal atrial fibrillation[J]. Europace, 2021, 23(7): 1033-1041.

[25] ANDRADEJ G, WELLS G A, DEYELL M W, et al. Cryoablation or drug therapy for initial treatment of atrial fibrillation[J]. The New England Journal of Medicine, 2021, 384(4): 305-315.

[26] WAZNIO M, DANDAMUDI G, SOOD N, et al. Cryoballoon ablation as initial therapy for atrial fibrillation[J]. The New England Journal of Medicine, 2021, 384(4): 316-324.

[27] 黄从新, 张澍, 黄德嘉, 等. 心房颤动: 目前的认识和治疗建议-2015[J]. 中国心脏起搏与心电生理杂志, 2015, 29(5): 377-434.

[28] 黄从新, 张澍, 黄德嘉, 等. 心房颤动: 目前的认识和治疗的建议(2018)[J]. 中华心律失常学杂志, 2018, 4(4): 279-346.

[29] 中华医学会心电生理和起搏分会, 中国医师协会心律学专业委员会, 中国房颤中心联盟心房颤动防治专家工作委员会. 心房颤动: 目前的认识和治疗建议(2021)[J]. 中华心律失常学杂志, 2022, 26(1): 15-88.

[30] JOGLARJ A, CHUNG M K, ARMBRUSTER A L, et al. 2023 ACC/AHA/ACCP/HRS guideline for the diagnosis and management of atrial fibrillation: a report of the American College of Cardiology/American Heart Association Joint Committee on clinical practice guidelines[J]. Circulation, 2024, 149(1): e1-e156.

[31] 中华医学会心电生理和起搏分会, 中国医师协会心律学专业委员会. 经冷冻球囊导管消融心房颤动中国专家共识[J]. 中华心律失常学杂志, 2020, 24(2): 96-112.

第五章

股静脉穿刺与房间隔穿刺流程

股静脉穿刺与房间隔穿刺是冷冻消融的重要步骤,顺利的股静脉穿刺和房间隔穿刺是保证冷冻消融进行的前提条件。在临床当中,我们遇到异常的股静脉,这时,血管超声指引下的股静脉穿刺显得极为重要;而对于异常难穿刺的房间隔,比如先天性心脏病或具有封堵器的患者,在心腔内超声(ICE)或电刀指导下的房间隔穿刺发挥重要作用。下面,我们就具体介绍股静脉穿刺和房间隔穿刺的关键流程。

第一节 股静脉穿刺

股静脉穿刺是冷冻消融的第一步,因此,选择合适的穿刺点安全穿刺是保证冷冻消融顺利进行的前提。

一、操作步骤

1% 的利多卡因注射一个皮丘,沿着穿刺针方向浸润麻醉,回抽无血时方可注射麻药,一般 3 mL 左右。

穿刺点进针,针头斜面向上,左手示指、中指及环指并拢,指尖呈一直线,在腹股沟韧带水平触摸股动脉搏动,以股动脉内侧 0.5 cm、腹股沟韧带下方 2 cm 处为穿刺点。依据血管部位和患者胖瘦,进针方向与血管走向保持 30°~45°,深度 2~5 cm。建议患者右侧股静脉穿刺 1 针,置入 11 F 短鞘,随后更换为冷冻消融导管外鞘;左侧股静脉穿刺 2 针,分别置入 6 F 和 8 F 短鞘,置入四级心室电极和十级冠状窦电极(图 5-1)。

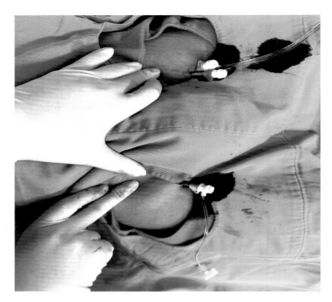

图 5-1　股静脉穿刺实体

二、注意事项

1. 股静脉定位　有时股静脉与股动脉接近或是走行于股动脉下方,可根据具体情况调整穿刺点位置和方向,必要时可在血管超声的引导下进行穿刺(图 5-2)。

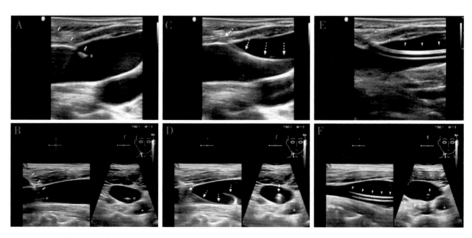

A、B. 白色箭头提示穿刺针进入血管;C、D. 白色箭头提示导丝进入血管;E、F. 白色箭头提示导管进入血管。

图 5-2　血管超声引导下穿血管

2. 误穿股动脉　如果误穿股动脉,拔出穿刺针且在穿刺点处压迫几分钟,直至无出血和肿胀,方可再次穿刺,切忌经静脉穿入动脉。

3.假性动脉瘤或动静脉瘘　若右侧股静脉已经置入 11 F 短鞘,在更换冷冻消融外鞘时,发现血流速度快且血液颜色偏红,行动脉压迫止血,择期手术。若术后出现假性动脉瘤或动静脉瘘,采用超声引导下徒手压迫;若仍未见明显改善,尤其是假性动脉瘤,条件容许情况下,可及早行凝血酶原注入,封闭瘤颈;若效果不佳,需要介入置入支架(图 5-3)或外科缝合处理(图 5-4)。

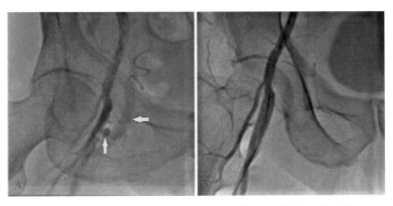

A.黄色水平箭头提示股静脉,垂直箭头提示瘤体;B.覆膜支架覆盖瘤体。

图 5-3　假性动脉瘤介入治疗

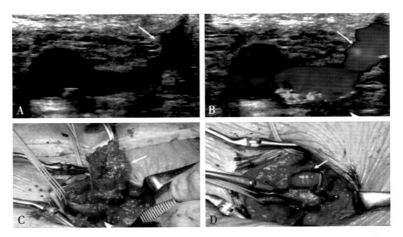

A.白色箭头提示瘤体的低回声区域;B.白色箭头提示瘤体内血液;C.白色箭头提示瘤体;D.白色箭头提示股动脉。

图 5-4　假性动脉瘤外科手术

第二节 房间隔穿刺

房间隔穿刺是治疗左侧房室心律失常的前提,尤其是在房颤冷冻球囊消融中,选择合适的穿刺点是保证房颤冷冻球囊消融顺利进展和高成功率的重要操作过程。

一、房间隔及毗邻重要位置解剖

(一)房间隔大体解剖

房间隔位于左右心房之间,而左心房位于右心房的后上方,由两层心内膜及少量的心肌及结缔组织构成,前缘对向升主动脉中央,后缘与房间沟一致,在右前斜(RAO)45°透视下,能最大展开房间隔,有利于穿刺(图5-5)。

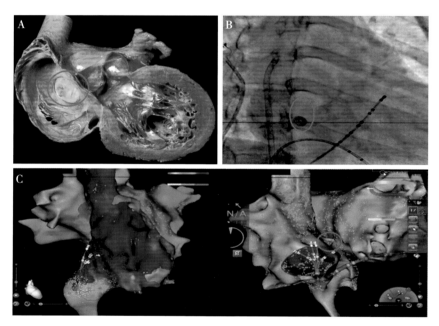

A. 房间隔局部解剖;B. RAO 45°透视下卵圆窝位置;C. 三维建模显示左右的空间位置关系(红色圆圈表示房间隔)。

图5-5 房间隔解剖示意

(二)卵圆窝解剖形态及电位

卵圆窝位于房间隔右侧面中下部,呈浅凹状,厚度约1 mm,主要由结缔组织构成,其上面邻近上腔静脉,下面邻近下腔静脉,前面邻近冠状窦及三尖瓣隔瓣(图5-6)。其中,卵圆窝无肌肉细胞成分,所以其电位极低(图5-7)。

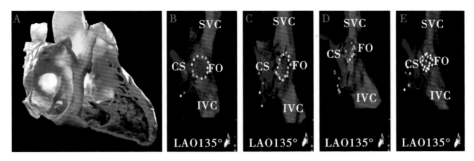

A. 卵圆窝局部解剖（发亮位置）；B-E. 在三维成像系统左前斜（LAO）135°下，蓝点是卵圆窝的位置，白点是卵圆窝的周边位置。

图 5-6 房间隔解剖示意

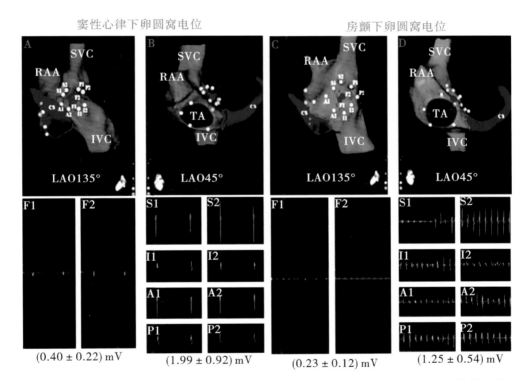

A、B. 窦性心律下，在三维成像系统 LAO 45°和 LAO 135°中，蓝点是卵圆窝的位置，白点是卵圆窝的周边。F1/F2 代表卵圆窝电位；S1/S2 代表卵圆窝上方电位；I1/I2 代表卵圆窝下方电位；A1/A2 代表卵圆窝前方电位；P1/P2 代表卵圆窝后方电位；C、D. 房颤下，在三维成像系统 LAO 45°和 LAO 135°中，蓝点是卵圆窝的位置，白点是卵圆窝的周边。F1/F2 代表卵圆窝电位；S1/S2 代表卵圆窝上方电位；I1/I2 代表卵圆窝下方电位；A1/A2 代表卵圆窝前方电位；P1/P2 代表卵圆窝后方电位。

图 5-7 房间隔三维成像及电位

二、X 射线下判断房间隔穿刺位置

(一)确定穿刺点高度

正位透视下,冠状窦电极与脊柱中线交接点代表左心房下缘(图 5-8A)。

(二)确定穿刺点前后位置

右前斜 45°透视下,冠状窦电极与心影后缘中点是预设穿刺点(图 5-8B)。

(三)确定穿刺方向

在右前斜 45°透视下,穿刺针及鞘管远端弧度消失呈直线状或接近直线状,提示鞘管头端指向左后 45°,即垂直房间隔且在其中央(图 5-8C)。

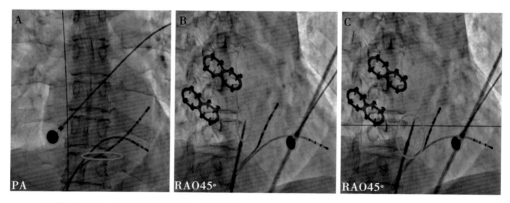

A. 前后位(PA),红圈代表正位下左心房下缘;B. RAO 45°透视下,红圈代表预设穿刺点;C. RAO 45°透视下,红圈代表穿刺针及鞘管远端弧度消失。

图 5-8 房间隔穿刺 X 射线影像

三、房间隔穿刺操作步骤

(一)穿刺前准备

1. 正侧位胸片 观察心房形态、升主动脉大小和走行、胸廓脊柱是否畸形。
2. 心脏超声 测定主动脉和心腔内径及房间隔形态。
3. 食管超声或左心房 CTA 明确左心房内是否存在血栓。

(二)器械准备

1. 导引导丝 一般房间隔穿刺鞘内置入。

2. 8.5 F 房间隔穿刺鞘管(SWARTZ 鞘管、Mullins 鞘管或心诺普鞘管) 穿刺前肝素盐水充分冲洗,锁紧外鞘管和内芯,同时关闭外鞘管尾端单向阀门,防止血液流出和空气进入(图 5-9A)。

3. 穿刺针(ST. JUDE 的 BRK 穿刺针或新诺普的穿刺针) 依据右心房的大小,行房间隔穿刺针的前端塑弯,目的是在回撤针鞘时始终保持与房间隔的接触(图5-9B)。

（1）穿刺前先把穿刺针送入内芯,观察内芯与穿刺针顶端的距离。同时,一定把穿刺针内的细钢丝送到位,防止刨花效应产生(图5-9C)。

（2）在穿刺针通过内芯过程中,保持针鞘同轴,防止不同轴,防止针穿出鞘管导致并发症的可能。

（3）针鞘到位后,注射造影剂,若有滞留,可能损伤上腔静脉内膜,需要术中、术后严密监测,防止出血。

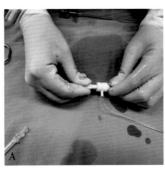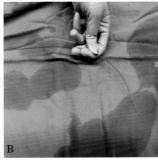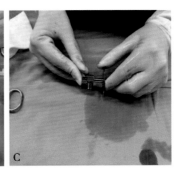

A.穿刺针鞘的锁合;B.穿刺针的弯度;C.穿刺针内的细钢丝送到位。

图5-9　房间隔穿刺针鞘准备

（三）穿刺过程

1.穿刺针送至上腔静脉　经右股静脉11 F短鞘将导引导丝送入上腔静脉,随后在导引导丝指引下送入鞘管至上腔静脉,退出导引导丝。回抽鞘管排除空气,经鞘管置入穿刺针至鞘管尾端约2横指处,针尖指向3~5点,注射造影剂,保证鞘管游离。若推送鞘管过程有阻力,将鞘回撤后改变方向再推送。

注意事项如下。

（1）送入穿刺针一定保持鞘管稳定,防止鞘管晃动刺破血管。

（2）保证穿刺针在鞘管尾端2横指处,不宜过深或过浅(图5-10),过深有导致刺破血管的风险,过浅穿刺时定位不准确。

（3）若心房偏小,则针尖指向3~4点,若心房偏大,则针尖指向4~5点。

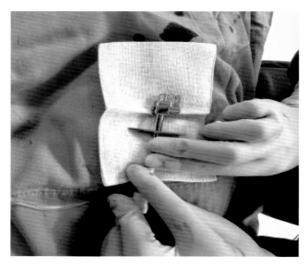

图 5-10　穿刺针在鞘管尾端 2 横指处

2. 回撤穿刺针至卵圆窝(关键步骤)　撤出针芯,肝素盐水冲洗穿刺针,尾端连接造影剂,注射造影剂确保导管通畅。在 X 射线透视及心电监护下,一边顺时针旋转针鞘指向 3~5 点,一边同步缓慢匀速回撤出现第二次跳跃征(第一次,从上腔静脉跳入右心房;第二次,从右心房跳入卵圆窝,且有落入感),作为初步定位的穿刺点。随后,适当调整穿刺点高度,基本定位冠状窦口上方一个椎体水平。若鞘管顶住卵圆窝,轻轻推进鞘管则有阻力,且鞘管尾端有心脏搏动感(图 5-11)。

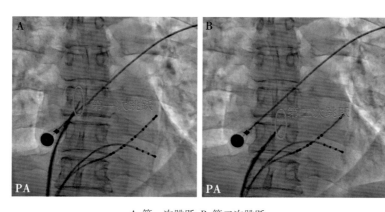

A. 第一次跳跃;B. 第二次跳跃。

图 5-11　房间隔穿刺跳跃征

注意事项如下。

(1)严重二尖瓣狭窄的患者,由于房间隔膨向右心房,落空感消失。

(2)穿刺针塑形弯度不能过大过小,过大会来回晃动,过小则头端很空,不易定位间隔。

（3）下拉过程中,在透视下观察内芯运动的轨迹,进而调节穿刺针方向。

3. 房间隔穿刺　右前斜45°透视下,适当旋转穿刺针鞘,使穿刺针鞘位于心影后缘与冠状窦或房室沟之间中点作为前界,而后界相当于距离心影后缘前一个椎体高度（图5-12）。穿刺针鞘头端影像弧度消失呈直线或接近直线状,说明鞘管头端指向房间隔中央。此时,鞘管轻轻抵住房间隔,并感觉有"跳动感",右手稍微顺时针旋转鞘管,推进穿刺针0.5～1.0 cm,多数有突破感。固定穿刺针,用力推送造影剂,若见造影剂呈线状喷出,并迅速向心间侧弥散消失,则穿刺成功（图5-13）;必要时,在左前斜45°透视下,造影剂喷向脊柱方向,再次确定穿刺针在左心房,随后在正位透视下,固定穿刺针送入内外鞘管。

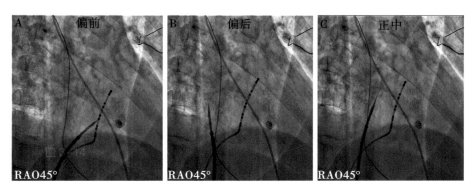

A.房间隔穿刺偏前;B.偏后;C.适中。

图5-12　RAO 45°透视下房间隔穿刺针的相对位置

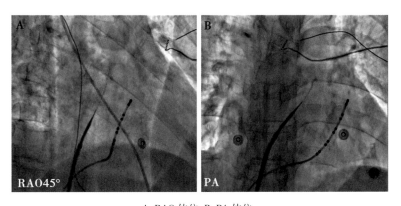

A.RAO 体位;B.PA 体位。

图5-13　造影剂呈线状喷出

注意事项如下。

（1）若穿刺针穿刺的前后方向不准确,即使针过间隔,鞘管过间隔仍存在很大难度;即使鞘管过了间隔,操作导管也存在困难。

（2）若"跳动感"不明显,此时可根据解剖定位或经验进行穿刺。高低位置:冠状窦口上1个椎体。若为垂位心,穿刺点在冠状窦口上1.0~1.5个椎体;若为横位心或心房较大或右下肺静脉位置偏低,穿刺点在冠状窦口上0.5~1.0个椎体。前后位置同上。

（3）若右心房或右心耳较大,导丝送入上腔静脉有阻力,此时皮条指向12点,则转其指向6~9点,再次送入导丝即可。

（4）若推注造影剂有阻力或造影后出现房间隔染色,提示穿刺针未进入左心房,应换位置再穿。

（5）若穿刺点位置较低,走行方向与冠状窦电极平行,造影剂滞留随后减淡,考虑可能穿入冠状窦内,此时需要LAO 45°透视进行鉴别。

（6）少见患者穿刺针划入右心室,若无意识到,可能会穿刺到左心室。

（7）若造影剂滞留穿刺针局部呈上下线形,提示穿入心包腔,应立即退针至穿刺鞘管内观察。若无心脏压塞,可轻轻旋转穿刺针鞘,重新定位方向,再次试穿;若鞘管穿过心房壁,撤回导管后立即做好心包穿刺引流和开胸手术准备。

（8）若造影剂向主动脉弓方向弥散,应立即退针至穿刺鞘管内观察,若无异常情况,重新定位方向,再次穿刺。

（9）对于心脏转位、左心房增大或主动脉根部扩张的患者,需要调整右前斜角度,可以通过观察冠状窦电极是否呈现一条直线进行判断。

（10）若穿刺针有明显跳动感,位置可,但是前送无阻力,则需要造影,明确穿刺针在患者左心房、右心房或是其他部位,尤其是女性患者。因为房间隔薄覆膜组织的弹性度减少,针可能已经进入左心房,但误认为在右心房进行穿刺。

（11）由于冷冻球囊完全展开直径为28 mm,建议穿刺点偏前,有利于右下肺的顺利到位。

4. 送入穿刺鞘至左心房　一旦证实穿刺针进入左心房,固定穿刺针,推送内外鞘管没针,确定内芯进入左心房,回撤穿刺针,送入导丝至左上肺静脉;若送入困难,可顺转鞘管继续送入导丝(图5-14A)。若导丝送入左上肺静脉,固定导丝,送入鞘管,内芯接近心影,固定内芯及导丝,送入鞘管至内芯头端,使导管平行于上肺静脉顶部,然后撤出内芯及导丝(图5-14B)。随后行双肺静脉造影,在LAO 45°的透视下,左上肺静脉造影尽量在其口部。在RAO 30°的透视下,撤鞘至心房中部,边造影边顺转鞘管指向上下肺静脉交界处,继续稍推高及顺转鞘管,尽量与右上肺静脉平行造影。随后,边回撤及逆转鞘管边造影,尽量使鞘管与右下肺静脉平行。在LAO 45°的透视下,边逆转鞘管及推送鞘管边造影,尽量使鞘管与左下肺静脉平行,基本在左上肺静脉下一个椎体高度(图5-15)。

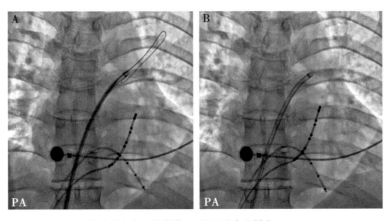

A. 导丝送入左上肺静脉；B. 导丝及内芯撤离。

图 5-14　鞘管送入左上肺静脉并与之平行

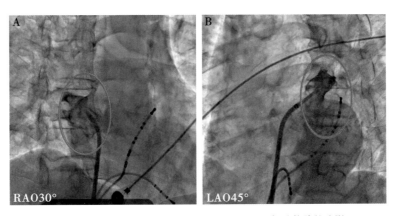

A. RAO 30°对右侧肺静脉的造影；B. LAO 45°对左侧肺静脉的造影。

图 5-15　肺静脉造影

注意事项如下。

（1）对房间隔较厚或穿刺点未在膜部者，穿刺针通过房间隔后鞘管会遇到较大的阻力，此时应避免盲目推送，避免鞘管通过后惯性前进。若在膜部且较厚，固定针，顺时针转鞘管钻进房间隔。

（2）若右、左下肺静脉过低或是穿刺点过高，可使用右冠状动脉造影导管送入鞘管造影。

（3）RAO 30°的肺静脉造影可显示右上肺静脉上缘、右下肺静脉下缘、右侧上下肺静脉交界。

（4）LAO 45°的肺静脉造影可显示左上肺静脉上缘、左下肺静脉下缘、左侧上下肺静脉交界。

(四)穿刺失败后重新定位穿刺点的操作方法

1. 微调穿刺点　将穿刺针撤回鞘管内,右前斜45°透视下,确保前段伸直,适当旋转鞘管,适当调整穿刺点位置并再次穿刺。若向前微调,直接逆转针鞘即可;若向后微调,稍微后撤针鞘,然后顺转即可。若失败,将鞘管送入上腔静脉重新按照原方法定位。

2. 导丝引导下将鞘管送入上腔静脉　将鞘管撤至右心房下部并撤出穿刺针,在导丝引导下将鞘管送入上腔静脉。

四、房间隔穿刺复杂情况

1. 左心房内径较小　仔细选择,避免反复尝试,必要时 ICE 下穿间隔。

2. 左心房内径较大而右心房内径可　房间隔凸向右心房,若穿刺针的弯度过大,则鞘管回撤时向前划向主动脉-房间隔间隙或者向后划向右心房后壁房间隔间隙,此时,将穿刺针的弯度调小。

3. 左心房内径较大而右心房内径也大　增加穿刺针的弯度。

4. 左心房向右、向后扩张　穿刺点要偏后下。

5. 穿刺点勿过偏后　容易通过房间沟至左心房,撤鞘管时出现心脏压塞。

6. 巨大右心房　针尖难以贴靠房间隔,给针塑形大弯即可。

7. 卵圆孔未闭　由于未闭的卵圆孔多位于房间隔的前上方,不利于导管操作,建议重新穿刺房间隔。

8. 主动脉根部显著扩张　若伴有严重的主动脉扩张,建议放入猪尾导管至窦底造影,显示主动脉位置,指导穿刺。

9. 卵圆窝处厚韧　只要穿刺点位置正确,稍微增加穿刺针弯度、鞘管推送及顺转力即可。若失败,更换左心房导丝,辅以多次小幅度前送内芯扩张穿刺孔即可。

10. 房间隔缺损封堵术后　若封堵器小,则从周边组织通过;若封堵器大,则从封堵器内过,必要时结合 ICE。

五、心腔内超声引导下穿刺

使用心腔内超声(intracardiac echocarcliography,ICE)重建左心房模型,同时扇面指向上腔静脉及卵圆窝,使两者在同一个平面。体外测量导丝到锁骨上窝的位置,在 ICE 的引导下送入导丝至上腔静脉,可见线性白色透亮影。在导丝的引导下送入外鞘直到没过导丝影,撤回导丝,注水明确为上腔静脉,送入穿刺针至鞘管尾端 2 横指,针鞘同转至5 点方向。在 ICE 的引导下边撤针鞘,边观察鞘管前端在右心房中的位置,直到鞘管在房间隔中央,超声扇面指向左上肺静脉方向,继续调整穿刺针鞘方向,使之处于房间隔的中下 1/3 处。出现帐篷征,固定鞘管出针,帐篷征消失且左心房可见白色亮影,注水可见左心房气泡散开,证实穿刺针已进入左心房。在 ICE 实时跟踪穿刺针尖端的过程中,固定针出鞘,左心房可见双轨征,提示鞘入左心房,随后固定鞘管撤针送入导丝至左上肺静脉,缓慢送鞘至心房中部,固定外鞘管撤针和内芯,回抽见血注射肝素盐水冲管。

六、电刀引导下穿刺

使用 ICE 重建左心房模型,在 ICE 的引导下,置入导丝于上腔静脉,调整超声扇面显示房间隔,方向指向左上肺静脉。在导丝引导下送可调弯鞘于间隔处,且 ICE 下明确诊断,回撤导丝于鞘内,顶住鞘管,给予 35 W 电凝能量,电凝时推送导丝,3 s 后停止电凝。若导丝通过,在 ICE 的引导下送入鞘管于左心房;若导丝未入左心房,继续电凝进入,待导丝通过后,在 ICE 的引导下送入鞘管于左心房。撤出导丝,回抽见血,肝素盐水冲管。

七、可能出现的穿刺位置不当

1. 穿刺点偏前　若穿刺针进入主动脉,此时立刻撤出针,则不引起心脏压塞;若将鞘管送入主动脉,保留鞘管,送入手术室急诊手术;若穿刺孔破入右心房,引起主动脉-右心房瘘(图 5-16)。

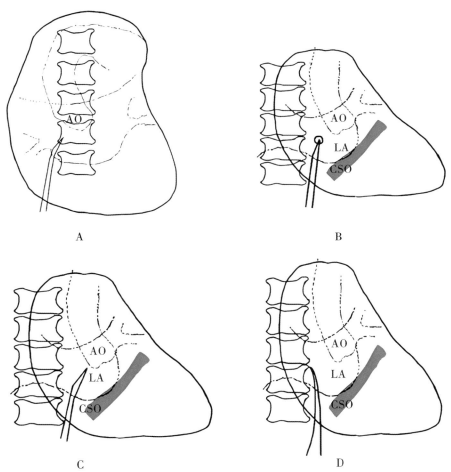

AO:主动脉;LA:左心房;CSO:冠状窦口。A. 标准穿刺点;B. RAO 45°标准穿刺点;C. 穿刺点靠前;D. 穿刺点靠后。

图 5-16　RAO 45°透视指导下房间隔穿刺

2. **穿刺点偏后** 对巨大左心房患者,在后前位透视下,左心房影的右侧和下缘上方或附近区域无房间隔,若在此处穿刺,穿刺针和导管先穿过右心房壁,然后进入左心房。当导丝进入左心房,退出穿刺针时,即刻发生心脏压塞。故对巨大左心房的患者,穿刺点不宜过低或过于靠近左心房影的边缘(图5-16)。

3. **穿刺点偏高** 若穿刺点偏高,在卵圆窝上缘的肌性房间隔处,进针会遇到较大的阻力,回抽无血,造影剂局部显影(处理方法:回撤穿刺针,稍低位置穿刺)。

4. **穿刺点偏低** 穿刺针通过肌性房间隔,合并垂位心的患者穿刺点易过低。

5. **穿破冠状窦** 在RAO 30°透视下,冠状窦口位于脊柱左缘外侧2~3 cm处,房间隔穿刺到达上述位置时,认为进入卵圆窝。若在冠状窦内穿刺引起心脏压塞,需要紧急处理。存在永存左上腔静脉时,风险增大(图5-17)。

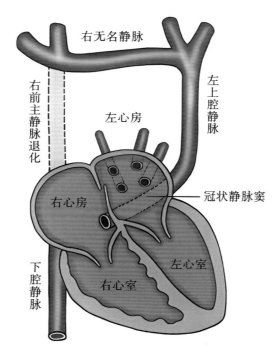

图5-17 永存左上腔静脉

八、禁忌证

1. **绝对禁忌证** 存在房间隔部位的血栓、左心房腔内游离血栓或赘生物。

2. **相对禁忌证** 房间隔穿刺困难、风险大的患者(如小心房、巨大右心房、巨大左心房、心脏大血管明显转位并畸形、脊柱显著侧凸或后凸、主动脉根部显著扩张)。

九、并发症

1. 心脏压塞　若单纯穿刺针进入心包腔,应立即撤出,一般不会引起心脏压塞。若有心包积液现象,终止房间隔穿刺,密切观察。若有心脏压塞症状,如烦躁、淡漠或意识丧失、血压下降、心率减慢、左前斜位心影扩大、心脏搏动减弱,有时可见积液影,则行心包穿刺引流,术后置管观察6～12 h后拔管;或引流不佳或症状持续恶化,准备外科治疗。

2. 栓塞　导管和针腔存有气泡和血块,左心房存在附壁血栓或肝素使用不足,是导致栓塞的根源。

（胡　娟　赵　平　薛淑敏）

参考文献

[1]TINDALL A,MASCARENHAS M,MAQBOOL A,et al. Lysophosphatidylcholine-rich nutrition therapy increased gut absorption of coingested dietary fat：a randomized controlled trial[J]. Curr Dev Nutr,2023,7(9):101985.

[2]MITTLEIDER D,CICUTO K,DYKES T. Percutaneous thrombin injection of a femoral artery pseudoaneurysm with simultaneous venous balloon occlusion of a communicating arteriovenous fistula[J]. Cardiovasc Intervent Radiol,2008 ,Suppl 2:S115-119.

第六章

房颤冷冻球囊消融治疗流程

目前冷冻球囊消融治疗心房颤动已被多个临床指南推荐,已成为肺静脉隔离标准术式之一。作为一次性隔离肺静脉代表,冷冻球囊消融具有学习曲线短、安全性高、同质性好、患者耐受性较佳等特点。结合冷冻球囊消融共识、文献、相关研究及本中心经验体会,本章对冷冻球囊消融治疗心房颤动的技术操作步骤、肺静脉封堵方法、注意事项等进行总结。

第一节　患者的选择及术前准备

一、患者的选择

首先应具有心房颤动导管消融适应证,排除手术禁忌证,对于开展初期的术者或中心,首选肺静脉相对规整的阵发性房颤患者,避免因肺静脉解剖结构影响封堵及消融效果。经验丰富的术者应用近端封堵、分段隔离、前庭扩大等技术对粗大、共干、多分支肺静脉进行冷冻消融,也获得了较好的临床效果。对于持续性房颤患者,Yorgun 等研究了一组持续性房颤患者单纯行肺静脉隔离,随访 1 年,房颤无复发率为 67%。也有学者对持续性房颤患者行左心房顶部线、左心房后壁、左心耳、上腔静脉等部位冷冻消融,同样获得了较好的临床效果。建议不同术者根据自己的经验,在完成肺静脉隔离后,进行其他部位消融,同时应注意监测邻近部位损伤和操作安全性。对拟进行手术患者,应充分了解一般情况,包括房颤病史、发作频率、持续时间,以及相关的症状及伴随症状,有无合并高血压、糖尿病、脑梗死、出血史、甲状腺功能亢进病史,既往有无心脏病及心脏手术病史等。

二、相关检查评估

完善实验室检查,明确有无手术禁忌。查看患者心电图、动态心电图,明确有无心房扑动、房性心动过速及其他心律失常病史,了解窦房结及房室结功能。部分患者长时间心房颤动复律后存在窦房结或房室结功能障碍,严重者需行起搏器植入治疗。胸部 X 射线或胸部 CT 检查排除胸部或肺部疾病。常规经胸超声心动图检查,明确有无先天性心脏疾病,测量左心房、左心室大小以及左室射血分数等。建议行左心房及肺静脉 CT 三维成像明确有无血栓,若存在可疑情况,行经食管超声心动图进一步明确,CT 三维成像可清楚了解肺静脉解剖,包括肺静脉走行、分支、形态、直径大小、相对位置等,便于制订封堵策略,较食管超声存在一定优势。

三、药物、设备的准备

建议术前停用抗心律失常药物 5 个半衰期,减少药物对房颤影响,易于发现房颤触发灶,提高房颤消融成功率;术前患者应进行充分抗凝治疗,尽可能降低术中血栓风险,手术当日停用口服抗凝药物,可于术后 4~6 h 开始应用。导管室配备数字减影血管造影(DSA)机器、冷冻消融仪、多导电生理仪、心电监测仪、除颤仪、活化凝血时间(activated clotting time,ACT)监测仪等,药物包括肝素、鱼精蛋白、生理盐水、葡萄糖、造影对比剂、各种抢救药物,以及咪达唑仑、芬太尼、吗啡等麻醉药品。常规配备心包穿刺包,具有心胸外科支持,冷冻消融过程中出现心脏压塞概率极低,但在房间隔穿刺、导管操作过程中存在心房、肺静脉等相关结构损伤可能。

第二节　手术操作流程

一、血管通路和左心房通路建立

(一)血管入路选择

一般会优选右侧股静脉放置冷冻球囊操作系统。因为配合球囊导管操作的可调弯鞘(FlexCath Advance Medtronic)外径为 15 F,管径较粗且需要操作,为减少与其他电极导管影响,多数情况下其他电极导管不建议从右侧股静脉置入。常规右侧股静脉操作完成后,确保未损伤动脉后可用 11 F 短鞘预扩,方便可调弯鞘进入。通常选择左侧股静脉穿刺 2 次(图 5-1),放置 6 F、8 F 鞘管,分别置入右心室/膈神经起搏电极导管、可调弯冠状静脉导管,或选择右侧颈内静脉、左侧锁骨下静脉放置固定弯冠状静脉窦导管,8F 鞘管可于术中抽血检测 ACT。

(二)房间隔穿刺位置及肺静脉造影

1. 房间隔穿刺位置选择　建议采用标准的房间隔穿刺操作(详见第五章房间隔穿刺),穿刺部位应适当偏前、偏低,偏前主要是为封堵右下肺静脉预留足够的操作空间,偏低方便更好地贴靠右下肺静脉下缘。如房间隔穿刺位点与右下肺静脉距离较近,球囊及鞘管操作空间不足导致右下肺静脉封堵困难及下缘贴靠不佳情况。部分患者如右心房较大、三尖瓣峡部较长、下腔静脉与右心房不同轴、房间隔封堵术后及心脏外科术后,其房间隔穿刺存在一定难度,可借助 ICE 指导房间隔穿刺。成熟的术者根据自己经验可对房间隔穿刺针做弯塑形,提高穿刺成功率。房间隔穿刺成功后,即刻给予普通肝素,静脉注射负荷剂量肝素(100 IU/kg)抗凝,术中调整剂量并维持 ACT 在 250~350 s。建议术中监测 ACT,根据 ACT 补充肝素剂量。也有部分中心采用负荷剂量肝素后每小时追加 1000 IU 肝素的方法,该方法相对粗略,对肝肾功能不全患者,肝素的代谢、排泄延迟,存在蓄积风险,少数情况下也存在追加肝素未进入体内情况,应尤其注意。

2. 肺静脉造影   穿刺鞘进入左心房后,调整鞘管位置,于 LAO 45°行左肺静脉造影,RAO 30°行右肺静脉造影,造影前适当轻微造影显示肺静脉开口、上下肺静脉嵴部,造影时尽可能显示肺静脉开口位置、直径大小、主干及分支走向、有无共干畸形等(图 6-1),以帮助术者评估制订可能的封堵方案策略,避免多次或重复消融。由于部分患者术中肺静脉造影不能完全展示肺静脉结构或解剖走行,建议术前常规行左心房、肺静脉 CT 三维成像,提前了解肺静脉解剖,评估制订消融策略。

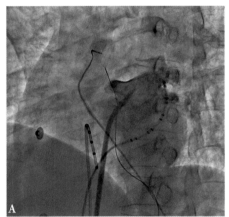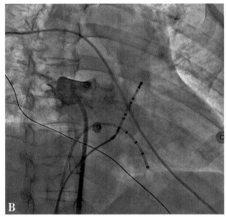

A. LAO 45°显示左侧上、下肺静脉;B. RAO 30°显示右侧上、下肺静脉

图 6-1　肺静脉造影

(三)可调弯鞘放置

将加硬导丝通过房间隔穿刺鞘放置于左上肺静脉远端,固定导丝并缓慢撤出房间隔鞘管,此时适当透视避免导丝退出左上肺静脉甚至左心房。透视下沿导丝送可调弯鞘至左心房,可调弯鞘依次通过股静脉、下腔静脉、右心房及房间隔后进入左心房。轻微旋转打弯手柄,调整其指向左上肺静脉,缓慢撤出内扩张管,可见可调弯鞘管头端弯曲。根据头端弯曲及造影显示与左心房相对位置适当调整弯度,再撤出长导丝,尽量避免鞘管位置过高损伤心房壁或位置过低掉出左心房。此过程中有两处需注意:①由于该鞘管较粗,且外鞘和内鞘移行部位存在一定的落差,通过腹股沟穿刺部位有困难,此时可以用边旋转边推送的方式帮助可调弯鞘通过该部位。该部位通过困难者多数是碰到腹股沟韧带,因此穿刺股静脉时尽量避免从韧带中间穿过。②通过房间隔时也会受到一定的阻力,多与穿刺部位相关,尽量避免卵圆孔边缘或非卵圆孔位置穿刺。还有一部分存在房间隔膨出瘤、房间隔封堵术后或修补术后特殊患者,可借助 ICE 进行房间隔穿刺。房间隔通过困难者可使用局部球囊扩张、双导丝进入两个房间隔穿刺鞘扩张办法。退出导丝

及内扩张鞘后,回抽可调弯鞘,建议抽出血液 15 mL 以上,尽可能排空鞘内气体,再用肝素生理盐水冲洗鞘管,连接肝素盐水泵进行持续灌注,滴注速度为 1～3 mL/min。建议调整好滴速后再打开可调弯鞘开关进行灌注,使用加压肝素盐水灌注,尤其应注意气体的排空,避免气体栓塞。

　　(四)冷冻球囊导管及 Achieve 电极导管置入

　　1. 可调弯鞘放置到位后,准备冷冻球囊消融导管及 Achieve 电极导管,将 Y 阀连接至球囊导管末端,并将 Achieve 电极通过 Y 阀送至球囊导管头端,连接冷冻消融仪气管至球囊导管气管接口尾端,注意避免液体进入气管,再连接球囊导管电线及 Achieve 电极导线。

　　2. 将三联三通通过延长管连接至 Y 阀侧口,三联三通通常第一个接口接造影剂、第二个接口接肝素盐水,其间注意排气且检查接口连接是否良好不漏气。抽取肝素盐水,排空 Y 阀气体并顺时针旋转拧紧以避免气体再次进入,持续冲洗球囊导管内部至头端无气体排出。把球囊放置于肝素盐水中排空球囊表面气体,并将球囊保护套管在肝素盐水内部推回至球囊表面。

　　3. 将冷冻球囊导管系统送至可调弯鞘内,左手固定可调弯鞘手柄,右手推送球囊导管,此时应透视确定可调弯鞘管位置,避免过高或脱出左心房。当第一个冷冻球囊标记位置接近可调弯鞘尾端时,推送 Achieve 电极导线至冷冻球导管外呈环状,以避免操作时冷冻球导管头端较硬而造成损伤,并注意避免将 Achieve 电极送至二尖瓣、左心室等部位(图 6-2)。

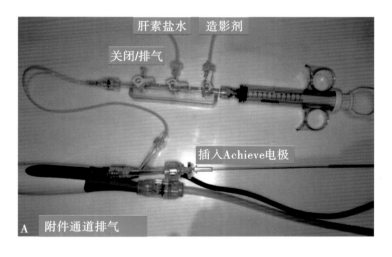

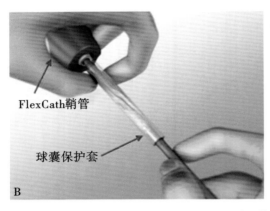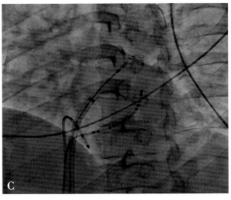

A.冷冻球囊导管系统及三联三通;B.冷冻球囊导管至可调弯鞘;C.冷冻球囊导管系统位于左心房及肺静脉。

图6-2 冷冻球囊系统置入左心房

二、肺静脉封堵、消融

当将鞘管操纵到所需的肺静脉时,始终用软头标测导管引导球囊,以避免损伤左心房或肺静脉。与射频导管技术不同,冷冻球囊导管操作大部分在可调弯鞘上,球囊导管辅助调整位置,主要通过鞘及球囊前向压力保证贴靠。肺静脉冷冻消融顺序多为左上肺静脉、左下肺静脉、右上肺静脉、右下肺静脉。不同中心、不同术者可有不同顺序,部分术者认为优先冷冻右上肺静脉可减少术中迷走反应发生概率,也有术者在右侧肺静脉消融时优先从右下肺静脉开始,降低可能因膈神经损伤无法冷冻右上肺静脉的风险。

（一）左上肺静脉

在LAO 45°体位下,借助鞘管,Achieve电极尽量进入肺静脉上分支,主要保证顶部贴靠及与肺静脉同轴性。当可调弯鞘、球囊导管、肺静脉调整到同轴后,鞘管远端标记环不成圈,鞘管皮条指向约5点钟方向,此时在左心房内将球囊充气,避免在肺静脉内充气,让球囊充分膨胀,然后沿着Achieve电极送球囊导管。球囊顶在肺静脉口部以后,沿着球囊导管送鞘,施加一定前向压力锚定球囊,注射造影剂检测是否封堵良好及回撤球囊观察是否封堵过深。肺静脉较粗时多使用近端封堵技术,先将充好气的球囊置于肺静脉口部,冷冻开始约5 s后球囊变硬膨胀,再向前推送封堵肺静脉,可立即再次造影查看是否封堵良好。若肺静脉后顶部膨出、形成穹隆,需要后顶部扩大消融,需将Achieve电极送至较深位置,鞘管打弯顺时针旋转形成反S形状,造影常见底部造影剂泄漏,顶部贴靠良好即可(图6-3)。

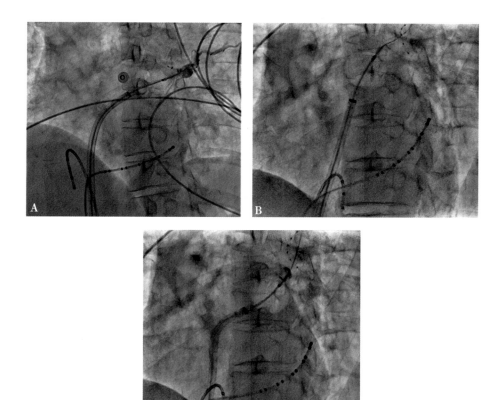

A.球囊完全封堵左上肺静脉,造影剂滞留;B.冷冻球囊于后顶部消融;C.冷冻球囊于肺静脉嵴部消融。

图6-3 左上肺静脉冷冻消融

(二)左下肺静脉

鞘管从左上肺静脉退出,重整球囊后回撤至可调弯鞘管内,从左上肺静脉撤回Achieve电极,适当打弯并稍顺时针旋转,指向左下肺静脉,此时可调弯鞘皮条方向指向近6点钟方向,鞘管头端标记环不成圈,送Achieve电极至左下肺静脉下分支,有时进入下分支困难,可借助鞘继续打弯及球囊导管送至下分支。先送至较深部位,于左心房内球囊充气后前送至肺静脉口部,鞘管打弯送至较肺静脉开口相对高位置,使鞘管方向、肺静脉、球囊导管同轴并锚定球囊,观察球囊是否晃动,注射造影剂检测封堵情况。球囊封堵完成后可回撤Achieve电极以记录前庭电位。因左下肺静脉大多数情况下并不粗大,球囊很难进入较深位置,多不采用近端封堵技术。部分情况下球囊导管头端可能顶在肺静脉分叉处,需调整进入分支,防止球囊回弹导致封堵效果不佳。若有患者左心房较大、左右径较长及肺静脉下缘贴靠不佳的,可尝试去锚定、倒U等技巧(图6-4)。

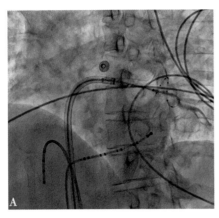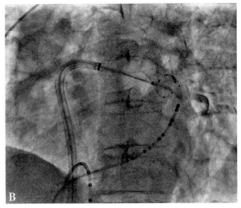

A.球囊封堵左下肺静脉并锚定球囊；B.球囊封堵左下肺静脉并去锚定球囊。

图6-4　左下肺静脉冷冻消融

（三）右上肺静脉

左下肺静脉冷冻完成后，重整球囊回收至鞘内，保留 Achieve 电极在鞘外，顺时针旋转至右侧，稍打弯指向右上肺静脉远端，调整电极导管至右锁骨下静脉与上腔静脉交界处，起搏膈神经，保证膈肌正常稳定跳动后再操作球囊导管进行封堵。鞘管指向右上肺静脉时，前端标记环不成圈，鞘管皮条指向 11 点钟方向。因右上肺静脉相对粗大，可先尝试完全封堵，造影后下拉球囊显示肺静脉顶部、嵴部，观察开口及前庭位置。通常使用近端封堵方法消融右上肺静脉，前向压力不要过大，也可以冷冻 5 s 左右再向前推送球囊，同时造影验证肺静脉封堵情况。如果前庭较大，通常需要前庭扩大消融或分段隔离（图6-5）。

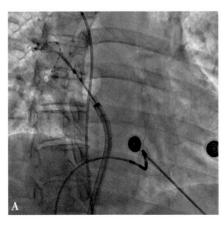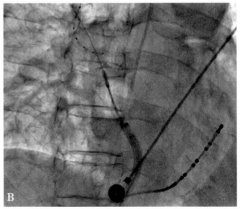

A.球囊封堵右上肺静脉并锚定球囊；B.右上肺静脉嵴部扩大消融。

图6-5　右上肺静脉冷冻消融

（四）右下肺静脉

因右下肺静脉与房间隔穿刺部位邻近，操作空间较小，房间隔穿刺位点比较重要。将球囊导管撤到鞘管打弯以下部位，方便打弯操作，再撤Achieve电极至鞘管口部，根据造影判断右下肺静脉开口位置。鞘管打弯轻微逆时针旋转，此时鞘管头端标记环成圈，送Achieve电极至右下肺静脉下分支远端，牵拉Achieve电极保持一定张力，在球囊充气的同时前送鞘管和球囊导管，通常下缘会出现造影剂泄漏，需要向前下压球囊导管手柄以下压球囊贴靠肺静脉下缘。可适当下拉鞘管增加球囊与下缘接触（图6-6）。

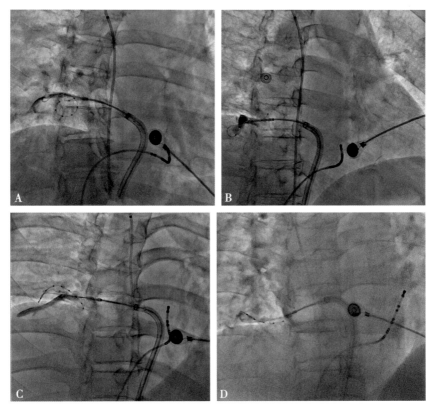

A.右下肺静脉位置相对较高，鞘管位置稍低；B.开口较平肺静脉；C.穿刺点靠前，操作空间较大；D.肺静脉开口位置较低而鞘管位置较高，此时下压球囊，易于球囊和肺静脉贴靠。

图6-6 右下肺静脉封堵

在肺静脉完全封堵后，应使用Achieve电极记录肺静脉电位，以便在消融过程中进行实时监测电位变化，调整Achieve电极使环形标测电极置于球囊近端附近，在保证封堵良好前提下尽可能多地记录肺静脉电位，记录肺静脉隔离时间（time to isolation, TTI，图6-7）。尽量将TTI控制在60 s内。部分研究显示，TTI小于60 s，肺静脉恢复概率极低。少数肺静脉可能无法记录到肺静脉电位，此时只能通过肺静脉封堵情况、冷冻消融时的温度来间接判断可能的消融效果,也可借助冷冻前后肺静脉电位变化验证消融效果。

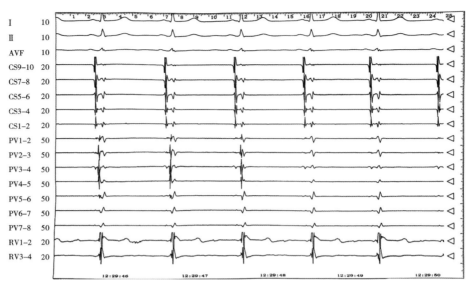

图 6-7　术中记录 TTI

各个肺静脉封堵完成后开始冷冻消融。如果 TTI 在 60 s 内,首次冷冻 180 s,可再重复消融一次(120 s),同一肺静脉两次消融尽量存在一定的时间间隔,等待周围邻近组织复温,以减少邻近组织损伤;如果超过 60 s 未隔离,建议停止冷冻寻找原因,部分肺静脉可能存在交互效应,可以先冷冻同侧另一支肺静脉后再次查看肺静脉隔离情况;如果术中无法记录到肺静脉电位,封堵良好情况下先冷冻 120 s,复温后观察肺静脉电位隔离情况,如已完成肺静脉隔离,再次冷冻 180 s;反复调整球囊仍无法完成封堵的情况下,建议行分段隔离(图 6-8)。

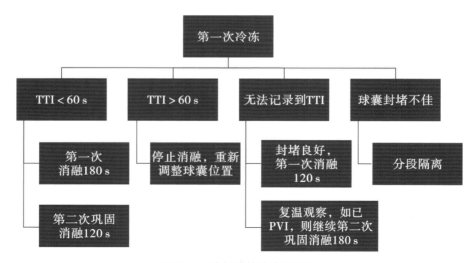

图 6-8　单根肺静脉冷冻时间

（五）术中操作技巧及注意事项

冷冻过程中严密观测电生理多导仪、控制台参数，患者生命体征等状况，记录术中温度、TTI、冷冻次数、冷冻部位及其他情况等，注意操作安全，根据术中不同情况使用不同技巧策略。

1. 通常将标测电极导管送至目标肺静脉远端，尽量选择开口、朝向同轴性较好的肺静脉，上肺静脉多送至上分支，下肺静脉多送至下分支。推送球囊出鞘并于左心房内近肺静脉口部充气，避免在肺静脉内充气，防止在不明确的情况下于肺静脉内部冷冻造成不良后果。

2. 沿标测电极推送球囊至肺静脉前庭位置，推送球囊的同时牵拉标测电极，操作鞘管至球囊末端锚定球囊，必要时适当旋转鞘管以适应肺静脉前庭，最大程度保证球囊与局部组织贴靠。

3. 通过施加前向压力以确保球囊与肺静脉口部的最佳接触，当肺静脉完成封堵时，注射造影剂判断肺静脉是否封堵良好。如果造影检测到造影剂少量泄漏，向泄漏一侧施加额外压力通常可以达到完全封堵。如果不能完全封堵，则肺静脉开口可能呈椭圆形或其他不规则形态，必要时应以不同角度进行分段消融。

4. 在冷冻消融开始 5 s 左右时，可注射少量造影剂再次验证肺静脉封堵情况。因冷冻开始后球囊膨胀及顺应性的变化可能会使球囊移位并导致封堵不佳。

5. 首次冷冻多是 180 s，最低温度不低于−55 ℃。若是封堵良好的情况下，多数肺静脉电位在 60 s 内隔离完成。研究提示 TTI>60 s 是肺静脉重新连接的独立预测因子。根据肺静脉电位情况调整冷冻方案策略，若肺静脉电位在 90 s 内未隔离建议停止冷冻，找出可能原因，修正后再次冷冻。肺静脉隔离越晚，后期恢复可能性越大。

6. 避免在冷冻开始后操纵冷冻球囊导管，冷冻后操作导管及鞘管会增加机械创伤的风险。有学者提出 PullDown 技术可以使肺静脉隔离，此种隔离可能不是持久性的。在消融的 15 s 内，可以在球囊表面形成一层冰，它可充当屏障并减少向组织的能量传递，从而不能达到永久的损伤隔离。如果封堵确实困难，最好选择不同的肺静脉分支，分别贴靠肺静脉口的上下部分分别消融。

7. 冷冻消融结束后，不要操作鞘管和球囊，等待球囊和组织界面解冻脱离。消融后的解冻过程可能会较慢，在温度达到 35 ℃ 之前，避免移动球囊导管。当球囊温度复温至 20 ℃ 时，球囊放气，此时部分球囊可能仍黏附在组织上，这种现象称为"延迟黏附"，机械操作可能会导致组织损伤甚至穿孔。

8. 为了节省冷冻球囊消融的时间，可以在冷冻期间思考制订下一步方案。检查当前消融的肺静脉造影以评估接触情况，并确定是否需要以不同角度进行额外消融；还可以查看肺静脉造影，制订下一个消融部位计划、球囊封堵策略及用于放置标测电极导管的目标分支。

9. 冷冻隔离左侧肺静脉时应注意查看右心室电极是否起搏良好，隔离右侧肺静脉时注意起搏监测膈神经，当膈肌跳动减弱或跳动消失时应及时停止冷冻，等待膈神经恢复后再次调整消融位置或策略。

10.肺静脉隔离完成后可将标测电极导管依次送入各个肺静脉验证肺静脉隔离情况，也可多个位置起搏验证传出阻滞。注意识别心耳、上腔静脉、心室远场电位，尤其是右上肺静脉标测电极导管较深时，易记录到上腔静脉远场电位，此时可将电极放置于上腔静脉附近进行起搏，二者如果同步则证明是上腔静脉远场电位，不必要再进行消融。

总之，冷冻球囊导管隔离肺静脉相对简便易学，充分完善术前评估，术中严谨规范操作，熟知各部位及邻近组织解剖，应用不同技术与技巧封堵消融肺静脉，达到永久的损伤隔离。密切观察术中情况，做好围术期管理及术后随访，尽可能避免并发症发生。

（范宪伟　王　玺　李　然）

参考文献

[1]中华医学会心电生理和起搏分会,中国医师协会心律学专业委员会,中国房颤中心联盟心房颤动防治专家工作委员会.心房颤动:目前的认识和治疗建议(2021)[J].中华心律失常学杂志,2022,26(1):15-88.

[2]JOGLARJ A,CHUNG M K,ARMBRUSTER A L,et al.2023 ACC/AHA/ACCP/HRS guideline for the diagnosis and management of atrial fibrillation:a report of the American College of Cardiology/American Heart Association Joint Committee on clinical practice guidelines[J].Circulation,2024,149(1):e1-e156.

[3]HINDRICKS G,POTPARA T,DAGRES N,et al.2020 ESC Guidelines for the diagnosis and management of atrial fibrillation developed in collaboration with the European Association for Cardio-Thoracic Surgery(EACTS):The task force for the diagnosis and management of atrial fibrillation of the European Society of Cardiology(ESC)developed with the special contribution of the European Heart Rhythm Association(EHRA)of the ESC[J].European Heart Journal,2021,42(5):373-498.

[4]YORGUN H,CANPOLAT U,KOCYIGIT D,et al.Left atrial appendage isolation in addition to pulmonary vein isolation in persistent atrial fibrillation:one-year clinical outcome after cryoballoon-based ablation[J].EP Europace,2017,19(5):758-768.

[5]吴立群,黄从新,黄德嘉,等.经冷冻球囊导管消融心房颤动中国专家共识[J].中华心律失常学杂志,2020,6(2):96-112.

[6]SU W,KOWAL R,KOWALSKI M,et al.Best practice guide for cryoballoon ablation in atrial fibrillation:the compilation experience of more than 3000 procedures[J].Heart Rhythm,2015,12(7):1658-1666.

[7]SU W,ARYANA A,PASSMAN R,et al.Cryoballoon Best Practices Ⅱ:practical guide to procedural monitoring and dosing during atrial fibrillation ablation from the perspective of experienced users[J].Heart Rhythm,2018,15(9):1348-1355.

第七章

房颤冷冻球囊消融的术中参数

第一节　隔离时间

一、TTI 的定义

在房颤冷冻球囊消融治疗中,TTI(time to isolation,隔离时间)是一个重要的参数,它指的是从冷冻消融开始至肺静脉隔离(pulmonary vein isolation,PVI)的时间。第二代球囊冷冻大约 80% 的肺静脉可以记录到 TTI。TTI 是冷冻球囊消融治疗房颤中一个关键的实时监测参数,有助于判断冷冻损伤的透壁程度,并且可以指导冷冻消融中剂量的选择,对于指导手术操作和评估手术效果具有重要意义。术者可以根据 TTI 来调整消融策略,以达到最佳的治疗效果。TTI 是一个关键的时间点,这个时间的长短直接影响手术的效率和患者的恢复速度。较短的 TTI 意味着手术过程更为迅速,对患者的创伤也更小。

当冷冻球囊获得良好封堵后,Achieve 导管头端的环形标测电极可用来实时记录肺静脉电位(pulmonary vein potential,PVP)变化。通常,术者可以通过回撤和旋转 Achieve 导管的方式调整 Achieve 导管,使其头端的标测电极环折叠靠近肺静脉口部,记录到PVP。大多数肺静脉在消融时都可以实时记录 PVP 变化(图 7-1),并评估 PVI 时间,但对于肺静脉发育比较粗大的患者,尤其是肺静脉直径超过 30 mm 者,在保证封堵效果的前提下实时记录到 TTI 的概率比较低,一般右上肺静脉的 TTI 监测率较低。另外,需要分段冷冻的肺静脉也难以记录到 TTI。TTI 是预测肺静脉永久隔离的一个重要指标,一般认为 TTI<60 s,PVI 再恢复的概率更低。

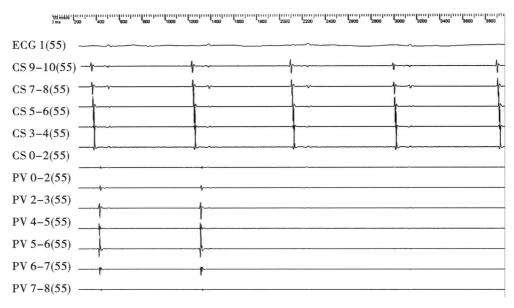

图 7-1　肺静脉电位消失,成功隔离

二、TTI 的重要性

TTI 在预测肺静脉有效封堵和 PVI 中起着至关重要的作用。这一指标通过分析冷冻消融过程中时间与温度的关系,有助于判断冷冻损伤的透壁程度,并且可以指导冷冻消融中剂量的选择。研究表明,封堵良好的情况下,大部分肺静脉会在 60 s 内达到 PVI,且冷冻延长 120 s 后,永久损伤率高达 96.4%。相比第一代球囊的冷冻 240 s 两次或者 180 s 两次,以 TTI+120 s 为指导的冷冻剂量能够更好地判断透壁损伤,减少射线量,节省手术时间;更重要的是可以防止过度消融对肺静脉周围组织如食管、膈神经等的损伤。

在冷冻消融过程中,TTI 能够有效地反映冷冻球囊与周围组织接触面上的温度变化。当冷冻球囊释放冷能时,接触面上的温度会逐渐下降,直至达到组织损伤的阈值。此时,TTI 数值会随之增加,反映了冷冻损伤在透壁方向上的累积效应。因此,通过监测 TTI 的变化,医生可以判断冷冻损伤的透壁程度,从而评估治疗的有效性。此外,TTI 还有助于指导冷冻消融中剂量的选择。由于不同的患者和组织类型对冷冻损伤的敏感性存在差异,因此需要根据个体情况调整冷冻消融的剂量。通过监测 TTI,医生可以根据实时反馈调整冷冻球囊的冷冻时间、温度和压力等参数,从而提高治疗效果,降低并发症的发生率。

三、TTI 指导的消融策略

TTI 是一个重要的参考指标,手术医生可以通过监测 TTI 准确判断消融过程中球囊与组织的贴合程度,从而为患者制订个性化的消融策略。

具体来说，当 TTI 小于 60 s 时，表明冷冻球囊与组织贴合良好，此时可以进行第一次消融，持续时间为 180 s。这个时间长度足够使目标组织达到理想的冷冻效果，从而实现有效的 PVI。随后，可以进行第二次巩固消融，持续时间为 120 s，以确保冷冻消融效果的持久性。然而，当 TTI 大于 60 s 时，情况就有所不同了。这意味着冷冻球囊与组织之间的接触并不理想，可能是由位置偏差或组织厚度不均等导致的。在这种情况下，就要停止消融，如果继续进行消融，可能会因为球囊与组织接触不良而导致消融效果不佳，甚至增加并发症的发生风险。因此，专家共识及指南建议停止消融，调整球囊位置，并可能需要采用左前斜位及右前斜位等不同的投照体位来更好地完成封堵。

TTI 可以用于预测 PVI 的成功率和持久性。临床可以根据术中每根肺静脉的实际情况来制订个性化的消融策略，从而在达到有效 PVI 时尽可能降低冷冻消融剂量，减少术中并发症的发生。TTI 加上一定的冷冻时间（如 120 s）可以作为冷冻剂量的参考，帮助术者决定是否需要额外的消融时间或调整消融策略，尤其是在高龄患者的消融过程中，这样的冷冻时间设置更有必要，比如 TTI 时间为 40 s，单次冷冻时间 160 s 也是可以接受的。根据 TTI 制订个性化的消融策略，医生可以在确保治疗效果的同时，最大程度地降低冷冻消融剂量和术中并发症的发生。这不仅提高了治疗的安全性，也为患者带来了更好的治疗体验。

还有一种罕见的情况在临床工作中也有遇到，即 TTI 时间过短，小于 20 s。这表明冷冻球囊与组织贴合过于紧密，导致迅速达到 PVI，而且冷冻球囊的温度会急速下降，以至于我们不得不在非常短的时间内终止冷冻。这样的冷冻消融不足以达到持久的 PVI，而且还容易增加手术风险，要尽量避免。

四、TTI 的预测价值

TTI 的记录对于判断消融效果具有重要意义。在冷冻消融过程中，Achieve 导管具有高度的灵敏度和精确度，能够实时记录 PVP 的变化，协助记录 TTI。在冷冻消融开始前或消融开始后的短暂 10 s 内，医生会通过回撤 Achieve 导管，从而精准记录 PVP 的变化情况。值得注意的是，需要在冷冻消融前或消融开始后 10 s 内回撤 Achieve 导管记录 PVP，冷冻时间超过 15 s 时，冷冻球囊导管腔会逐渐结冰，此时 Achieve 导管将无法回撤。在回撤 Achieve 导管时，应保持动作轻柔且稳定，避免对肺静脉造成不必要的刺激。

第二节　温　度

房颤冷冻消融的原理是通过冷冻球囊导管将液态制冷剂（通常是压缩的 N_2O）输送至心脏组织，这一过程中，液态制冷剂释放出强大的冷冻能量，将局部组织温度降低至足以破坏异常电生理功能的水平，从而实现对异常细胞组织的消融。冷冻过程中，温度随着冷冻时间延长逐渐下降，温度下降的速率往往能够提示球囊对肺静脉封堵的状态。心肌细胞在冷冻至一定低温时会遭受损伤甚至死亡。冷冻导管头端的温度能迅速降至

-20 ℃以下,这会导致细胞内冰晶的形成,进而导致细胞迅速死亡。

冷冻球囊中的冷冻能源,目前最常用的是 N_2O,还包括氢气、氦气、氧化亚氮等。这些能源在球囊内完成液-气相转变的过程中,会大量吸走与其接触的组织中的热量。根据 Joule-Thomson 效应,球囊内的温度能在短时间内迅速降低,最低可达约-80 ℃。这种低温对与球囊接触的肺静脉前庭组织造成冷冻损伤效应,进而形成连续的环形透壁损伤带,从而实现隔离肺静脉前庭的治疗目标。冷冻球囊消融导致的组织损伤,其病理生理过程可分为三个阶段。首先是短暂低温期,此时超低温导致细胞膜流动性降低,离子泵失活,细胞代谢活动显著减弱。此阶段的细胞损伤仍然是可逆的。其次是细胞内冰晶形成期,冷冻球囊持续吸收组织中的热量,使得细胞外液迅速固态化,细胞内液形成冰晶,这会导致线粒体等重要细胞器失活。同时,冰晶产生的剪切力会直接破坏细胞内的结构,造成组织细胞的不可逆性损伤。最后是细胞死亡期,复温过程中冰晶融化会引发微循环障碍,最终造成中心区域凝固性坏死及周围区域的不均匀性损伤。

在进行冷冻消融时,温度的控制是非常重要的。冷冻消融的效果并非简单的低温损伤,而是涉及一系列复杂的物理和生物学机制。冷冻消融的效果受到多种因素的共同影响,包括冷冻源的性质、冷冻球囊与目标组织的贴靠面积、周围组织的加热效应及冷冻时间的长短等。其中,冷冻源的选择决定了冷冻能量的强度和稳定性。而球囊与组织的贴靠面积则直接关系到冷冻能量的分布和渗透深度,对是否能够达到透壁损伤具有决定性的影响。此外,周围组织的加热作用是一个不可忽视的因素,它可能在一定程度上抵消冷冻效果,从而影响治疗的成功率。

冷冻消融的温度与治疗的安全性之间存在紧密的联系。如果冷冻温度过低,不仅可能无法达到预期的治疗效果,还可能对肺静脉外组织造成不必要的损伤,甚至引发一系列严重的并发症,比如心脏压塞、心房食管瘘等。因此,在治疗过程中,必须严格控制最低温度,并实时观察冷冻过程中的温度变化,确保治疗的安全和有效。需要注意的是,仅依靠冷冻的绝对温度并不足以确保治疗效果,冷冻的时间、速率及复温过程等因素同样关键。比如,房室结虽能在-80 ℃的低温下短暂存活,但若在-10 ~ -5 ℃的低温下持续暴露超过 2 min 或反复进行冷冻消融,将会导致不可逆的持续性损伤。因此,在实施冷冻消融治疗时,必须综合考虑多种因素,以达到最佳的治疗效果。

一、冷冻消融中的最低温度

在冷冻消融的过程中,温度起着至关重要的作用,是评估冷冻效果的一个不可或缺的指标。在 TTI 无法记录到时,温度可作为 PVI 有效性的评估指标。冷冻消融技术的关键在于通过降低特定区域的温度,使病变组织快速降温来破坏细胞,引起细胞坏死或凋亡,从而达到治疗目的。冷冻消融过程中,在冷冻消融仪上显示的温度并非组织的实际温度,而是系统回收的 N_2O 气体的温度。然而,球囊与组织接触面的实际温度通常为 -80 ~ -70 ℃,远低于冷冻仪器显示的温度。-80 ~-70 ℃ 这个温度区间是经过多次实验和临床验证得出的,既能够确保对目标组织的有效冷冻,又能够避免因温度过高而可能对周边正常组织产生的不利影响。

与此同时,我们也需要特别关注冷冻过程中的最低温度限制。虽然目前的消融设备不能让术者直接控制最低温度,但在冷冻过程中监测温度的变化非常重要。在冷冻球囊消融时,冷冻消融仪上显示的温度不应低于-55 ℃。这是因为,一旦温度过低,可能会导致周围健康组织(食管、膈神经等)的冷冻损伤。虽然冷冻消融的目的是利用低温来破坏病变组织,但过低的温度同样会对毗邻的正常组织造成损害。通过设定-55 ℃作为停止冷冻的温度阈值,医生可以在保证治疗效果的同时,最大限度地减少对周围组织的损伤。实际操作中,术者应密切监测冷冻过程中的温度变化,确保温度始终保持在安全范围内。

二、温度下降速率

冷冻能量向组织的传递依赖于冷冻源、球囊与组织的贴靠面积、周围组织的加热作用及冷冻时间。冷冻温度可以反映球囊与肺静脉的贴靠程度,有助于评估冷冻消融的有效性(图7-2)。温度下降的速率可以提示球囊对肺静脉的封堵状态。Iacopino 等研究发现,如果冷冻 1 min 时,温度显示下降到-40 ℃,这表明球囊对肺静脉的封堵良好,可以作为即刻 PVI 的独立预测因素,这在正常的冷冻消融温度曲线图上可以观察到。然而,如果冷冻 30 s 时温度低于-40 ℃,可能表明温度下降过快,需要特别注意以避免并发症。在冷冻左下肺静脉时,由于其与食管的解剖关系密切,需要特别注意温度控制,以减少食管损伤的风险。Furnkranz 等人通过食管内镜观察发现,监测食管内温度(luminal esophageal temperature,LET),当温度降到一定阈值时停止冷冻,可以减少食管损伤的发生。

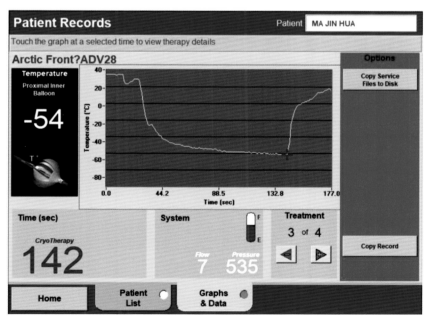

图 7-2　正常房颤冷冻消融温度曲线

三、冷冻温度与有效贴靠

冷冻温度可以反映球囊与肺静脉的贴靠程度,可有效评估冷冻消融的效果。通常情况下,球囊与肺静脉的贴靠越紧密,冷冻温度越低。贴靠不良则冷冻温度不达标,影响冷冻消融的效果;贴靠过于紧密则可能引起肺静脉损伤。冷冻模型实验证实冷冻消融在球囊贴靠面可以产生组织损伤;贴靠不良的部位即使延长冷冻时间也难以产生有效的组织损伤。Su 等人的犬模型研究证实,在冷冻球囊与肺静脉贴靠良好的情况下,TTI+60 s 即可达到有效的 PVI。Justin 等人基于 MRI 指导下的冷冻研究也发现,心肌冷冻急性期存在大面积可逆性损伤,MRI 可帮助实时监测冷冻区域的形成,只有冷冻球囊有效贴靠到心肌组织,才可产生组织的毁损。

四、跳温现象

冷冻开始后温度骤降、波动或不能达到理想温度称为跳温现象。常见跳温原因和处理原则如下。

情况一:温度骤降,60 s 内温度降至 −60 ℃左右,制冷剂流量维持在 72 sccm(1 mL/min=1 sccm),可以观测到 TTI(图 7−3)。首先确定肺静脉封堵是否过深,患者的肺静脉解剖结构和球囊结构是否贴合过紧,导致温度下降过快。可以在调整球囊封堵后,继续进行手术,随时观察温度及流量变化。

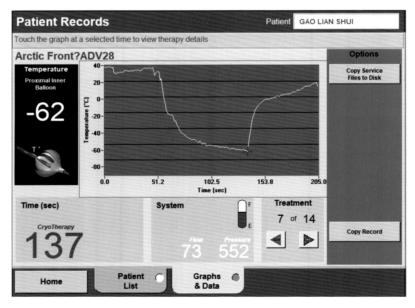

图 7−3　跳温现象情况一

情况二:温度骤降,60 s 内温度降至 −60 ℃左右,制冷剂流量不断升高,突破 72 sccm,并且持续升高。这说明机器出现故障,需要更换机器进行手术(图 7−4)。

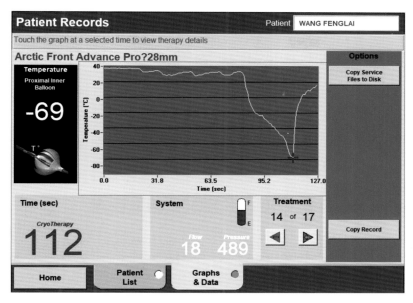

图 7-4　跳温现象情况二

情况三:温度骤降,60 s 内温度降至-60 ℃左右,制冷剂流量维持在 72 sccm,但是无法观测到 TTI。这提示冷冻球囊温度感受器可能出现故障,球囊温度不能反映出冷冻状态下真实温度,温度失准,可以更换球囊进行手术(图 7-5)。

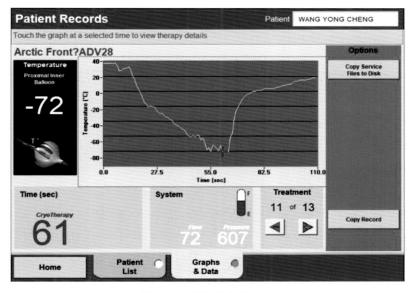

图 7-5　跳温现象情况三

情况四:手术过程中,温度上下跳动,制冷剂流量维持在 72 sccm,可以观测到 TTI。这种情况可能是温度感受器在手术室电源、电路连接、地线连接等因素的影响下接收到干扰信号,需要更换电源、连接地线等。手术中可以观测到 TTI,说明对实际手术效果没有影响(图 7-6)。

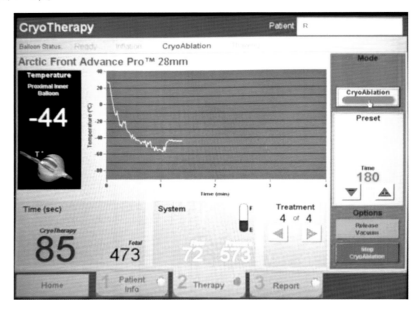

图 7-6　跳温现象情况四

　　情况五:手术过程中,温度不能达到理想温度,制冷剂流量不能达到 72 sccm。在球囊封堵良好的情况下,排除掉气罐气量不足的问题后,应怀疑球囊内气体喷射孔出现堵塞,可以更换球囊进行手术(图 7-7)。

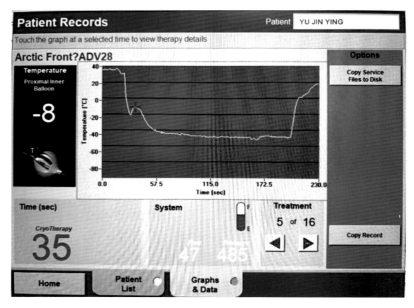

图 7-7　跳温现象情况五

第三节 冷冻次数与时间

在房颤冷冻消融治疗中,冷冻次数是影响治疗效果和安全性的重要因素之一。冷冻次数和时间的确定应基于肺静脉解剖的复杂性和临床研究的样本量及同质性。例如,对于 TTI 小于 60 s 的情况,可能执行 180 s 的首次消融,随后进行 120 s 的巩固消融。不同的研究和不同的冷冻方案在有效性和安全性方面结果相近。房颤冷冻消融的冷冻次数和时间应根据所使用的冷冻球囊导管的代数、TTI 及具体的临床情况来确定。术者应根据最新的临床研究和指南推荐来制订消融策略,同时考虑到患者的安全和治疗的有效性。

一、第一代、二代、四代冷冻球囊的对比及改进

第一代冷冻球囊采用单层球囊设计,更侧重于实现低温效应,从而隔离肺静脉。它使用简单的构造,采用半顺应性球囊材料,冷冻能量主要分布在球囊赤道表面,有时可能导致静脉隔离不完全或在某些部位消融效率较低。

第二代冷冻球囊在设计方面进行了多项改进。它采用双层球囊结构,其中内层球囊增强了热绝缘效果,外层球囊则改善了能量向组织的传递。这种设计有助于实现更均匀、更有效的消融。第二代冷冻球囊的球囊材料更加先进,具有更好的顺应性和耐用性。

此外,第二代球囊采用了美敦力 Evencool 技术,使球囊内部的制冷释放更均匀。第二代球囊前半球均为冷冻带,且 Evencool 技术可以使整个前半球冰帽覆盖超过"赤道"一部分,这样肺静脉前庭形成的消融圈更大,消融带也更宽,可提高肺静脉隔离的持久性。在最大化提升 TTI(肺静脉隔离时间)观测率的同时,也维持了球囊导管贴靠肺静脉前庭的稳定性(封堵时不易脱落)。相比其他的黏合技术,兼顾了球囊稳定贴靠和 TTI 监测,提供了更高的手术安全性、效率和成功率。

同时,第二代由于其制冷剂喷口数量的增加(喷口数量从第一代球囊的 4 个增加到 8 个),制冷效力比第一代明显增强,因此对于第二代冷冻球囊导管的冷冻剂量需要重新评估。第二代冷冻球囊导管单次消融的动物实验证实,犬肺静脉冷冻消融 3 min 与 4 min 对比,最低温度、肺静脉隔离率、并发症、组织学改变差异无统计学意义;用第二代 23 mm 球囊消融犬肺静脉时发现,TTI 之后,增加 60 s 即可产生透壁损伤。

第四代冷冻球囊在球囊头端设计方面进行了改进,在整体设计与第二代球囊一致的情况下,将球囊头端长度缩短了 5.5 mm,从原来的 13.5 mm 缩短至 8 mm,增加了 TTI 观测的成功率,有助于帮助术者判断冷冻所需次数,降低了导管误触的风险,进一步提高了手术安全性、效率和成功率。

二、冷冻的次数和时间策略

冷冻时间对心房组织消融至关重要。对于肺静脉局灶性消融而言,通常建议在 TTI

后冷冻消融持续 120 s,因为 120 s 后损伤深度趋于稳定。但在心房内线性消融中则不适合,因为心房组织薄至 2~3 mm,90 s 冷冻即足够,之后以设定温度持续 30 s,即总共 120 s 就可以确保组织完全达到最大低温效果。

第一代冷冻球囊消融最常用的剂量是 1 根肺静脉常规消融 2 次,每次 240 s。这和球囊的设计有关,第一代冷冻带只局限在球囊赤道附近,而第二代球囊是整个前半球均为冷冻带。在 FIRE AND ICE(分别使用第一代、二代冷冻球囊导管)研究中,冷冻 240 s 以后,第 2 次再消融 240 s,有效性和安全性不劣于射频消融。需要注意的是,虽然 FIRE AND ICE 研究中部分第二代球囊冷冻时间为 240 s,但是目前临床实践中,应用第二代球囊一般选择 180 s。

随着技术的发展,特别是第二代冷冻球囊导管的应用,消融策略有所变化。相较于第一代技术,第二代冷冻球囊消融技术在多个方面都有所改进。第二代冷冻球囊通过八喷射点"半球"制冷,大大提高了 single-shot 成功率和效率,保证了对其设计上的优化和冷冻能量的更精确控制,不仅提高了手术的安全性,也降低了对周围正常组织的损伤风险。第二代冷冻球囊消融最常用的剂量是 1 根肺静脉常规消融 2 次,第一次 180 s,第二次巩固消融 120 s 即可,如果肺静脉发育粗大,需要分段消融,消融次数可能需要增加到 2~4 次,每次消融时间可在 120~180 s 间进行调整以取得良好 PVI 效果。plusONE 多中心随机对照非劣性试验显示,相比传统两次 180 s 的消融策略,基于 TTI 的消融策略采用 TTI 后增加 60 s,第 2 次再补充消融 120 s,两组的安全性和有效性(1 年随访成功率)无统计学差异,且新消融策略手术时间更短。

同时,第二代冷冻球囊消融技术还扩大了适应证范围,对于部分复杂的心房颤动病例,如持续性或长程持续性心房颤动,该技术也能取得较好的治疗效果。Ersan Akkaya 等人报道,左心房顶部线消融能明显降低持续性房颤术后复发率,因此在冷冻消融治疗持续性房颤的病例时,对于左心房内径明显扩大(前后径≥45 mm)的患者,经验丰富的术者常规完成 PVI 后,还会进行左心房顶部线消融以减少术后房性心律失常发生的概率。一般需要消融 4~6 次,每次 120 s 左右,以达到左心房顶部电隔离的目标。

对于行冷冻消融治疗房颤,且同时行左心耳封堵的患者,术者可以在 PVI 后对左心耳尝试冷冻隔离,一般冷冻 1~2 次,一次 240 s,冷冻操作时要谨慎轻柔,警惕左心耳机械损坏导致的心脏压塞。Yorgun 等人研究表明冷冻隔离左心耳也能降低房颤术后的复发率,其冷冻流程如下:在隔离所有肺静脉后,将 Achieve 导管放置在左心耳内,并在左心耳口部球囊膨胀后通过手动注射造影剂检查封堵情况。在前 20 例患者中,每次冷冻时间设定为 240~300 s,如果第一次无法在 150 s 内实现左心耳隔离(LAAI),则实施附加冷冻。安全起见,左心耳球囊冷冻总时间不超过 450 s。

三、安全性考虑

关于单次冷冻消融时间的限制,建议不应超过 180 s。这是因为长时间的冷冻可能会导致周围组织受到过度的冷损伤。过长的冷冻时间会增加冷损伤的风险,可能会导致食管、膈神经等周围组织的结构和功能受损。此外,当冷冻消融仪显示温度低于–55 ℃时,应立即停止冷冻。这是因为当温度达到这个水平时,周围组织的损伤风险会显著增加。

第四节　复温时间

复温时间是指在冷冻消融过程中,从冷冻停止到球囊温度升至 0 ℃的时间,这个时间的长短可以提供关于组织损伤程度和电隔离效果的信息。复温时间是冷冻消融治疗房颤中一个重要的评价指标,用于评估消融效果和预测治疗效果的持久性,有助于术者评估消融效果并制订个性化的消融策略。术者应根据复温时间以及其他相关参数综合判断,以确保达到最佳的治疗效果和安全性。

冷冻球囊复温时间是肺静脉电位恢复的预测因素。由于肺静脉解剖的个体差异,复温时间的评估需要结合患者的具体情况,以及术中其他参数如温度下降速率和 TTI 等。

一、复温时间的重要性

监测复温时间对于预测长期的肺静脉电隔离具有重要的临床价值。冷冻消融技术通过降低球囊温度来破坏肺静脉周围的心肌组织,从而达到电隔离的目的。在冷冻停止后,需等待球囊与组织充分复温。消融后的复温过程可能会比较缓慢,在温度达到 35 ℃之前,不要操作球囊导管(尽管 20 ℃时球囊会自动回缩)。球囊回缩后,球囊仍有可能与组织粘连,这种现象称为"延迟黏附",此时操作球囊导管可能会导致组织机械性损伤,甚至是心脏穿孔。

在实际临床操作中,术者会根据复温时间来评估冷冻消融的效果,并据此调整消融策略。如果复温时间过短,可能意味着冷冻消融的深度或范围不够,这可能导致肺静脉隔离不充分,进而增加术后房颤复发的风险。在这种情况下,术者通常会考虑采取额外的消融措施,如增加冷冻时间、改变冷冻位置或使用其他辅助手段,以确保肺静脉得到充分的隔离。对于粗大或者共干的肺静脉,常常需要进行分段隔离,由于球囊并非完全封堵肺静脉,肺静脉血液分流明显,因此冷冻温度常常较高,而复温时间非常短,此时,术中冷冻温度和复温时间对判断持久 PVI 价值不大。

二、复温时间的阈值

当复温时间≤25 s 时,通常意味着肺静脉电位较易恢复。这可能是因为冷冻消融造成的组织损伤较轻,没有实现完全不可逆的电隔离。这种情况下,可能需要进一步进行消融治疗,以达到预期的治疗效果。当复温时间≥67 s 时,则预示可能实现了持久的肺静脉电隔离,这是因为长时间的复温可能意味着更广泛和深层的组织损伤,从而使得房颤治疗成功的可能性较高,而房颤复发的远期风险可能较低。

三、复温时间相关预测指标

Aryana 等人的研究发现,冷冻停止后复温到 0 ℃ 的时间(interval thaw time to 0 ℃, iTT0)是预测肺静脉电位恢复最有效的复温时间段,为评估肺静脉电位恢复提供了一个有效的量化指标。当 TTI<60 s 且 iTT0≥10 s 时,是长期 PVI 的预测因素。如果两条标准都满足,则 PVP 恢复的可能性≤0.9%。当肺静脉电位无法观察而不能记录 TTI 时, iTT0≥10 s 对消融结果的判断有指导意义。Ghosh 等人研究发现,球囊从−30 ℃ 复温到 15 ℃ 所需的时间与肺静脉电位的恢复也密切相关,虽然这种计算复温时间的方法在临床上应用较少,但也可以借鉴。

(李红兵　折剑青)

参考文献

[1]MA C S,WU S L,LIU S W,et al. Chinese guidelines for the diagnosis and management of atrial fibrillation[J]. Pacing and Clinical Electrophysiology：PACE,2024,47(6):714−770.

[2]PACKERD L,KOWAL R C,WHEELAN K R,et al. Cryoballoon ablation of pulmonary veins for paroxysmal atrial fibrillation first results of the North American Arctic front (STOP AF) pivotal trial[J]. Journal of the American College of Cardiology,2013,61(16):1713−1723.

[3]KUCKK H,BRUGADA J,FÜRNKRANZ A,et al. Cryoballoon or radiofrequency ablation for paroxysmal atrial fibrillation[J]. The New England Journal of Medicine,2016,374(23):2235−2245.

[4]KUCKK H,FÜRNKRANZ A,JULIAN CHUN K R,et al. Cryoballoon or radiofrequency ablation for symptomatic paroxysmal atrial fibrillation:reintervention,rehospitalization,and quality−of−life outcomes in the fire and ice trial[J]. European Heart Journal,2016,37(38):2858−2865.

[5]SU W,KOWAL R,KOWALSKI M,et al. Best practice guide for cryoballoon ablation in atrial fibrillation:the compilation experience of more than 3000 procedures[J]. Heart Rhythm,2015,12(7):1658−1666.

[6]IACOPINO S,MUGNAI G,TAKARADA K,et al. Second−generation cryoballoon ablation without the use of real−time recordings:a novel strategy based on a temperature−guided approach to ablation[J]. Heart Rhythm,2017,14(3):322−328.

[7]CICONTE G,MUGNAI G,SIEIRA J,et al. On the quest for the best freeze:predictors of

late pulmonary vein reconnections after second-generation cryoballoon ablation[J]. Circulation. Arrhythmia and Electrophysiology,2015,8(6):1359-1365.

[8]MUGNAI G,DE ASMUNDIS C,CICONTE G,et al. Incidence and characteristics of complications in the setting of second-generation cryoballoon ablation:a large single-center study of 500 consecutive patients[J]. Heart Rhythm,2015,12(7):1476-1482.

[9]SU W,COULOMBE N,KIRCHHOF N,et al. Dosing of the second-generation cryoballoon using acute time-to-pulmonary vein isolation as an indicator of durable ablation in a canine model[J]. Journal of Interventional Cardiac Electrophysiology,2018,53(3):293-300.

[10]LICHTER J,KHOLMOVSKIE G,COULOMBE N,et al. Real-time magnetic resonance imaging-guided cryoablation of the pulmonary veins with acute freeze-zone and chronic lesion assessment[J]. Europace,2019,21(1):154-162.

[11]CICONTE G,COULOMBE N,BRUGADA P,et al. Towards a tailored cryo-pulmonary vein isolation. Lessons learned from second-generation cryoballoon ablation[J]. Trends in Cardiovascular Medicine,2019,29(7):420-425.

[12]REISSMANN B,WISSNER E,DEISS S,et al. First insights into cryoballoon-based pulmonary vein isolation taking the individual time-to-isolation into account[J]. EP Europace,2017,19(10):1676-1680.

[13]CICONTE G,VELAGIC V,MUGNAI G,et al. Electrophysiological findings following pulmonary vein isolation using radiofrequency catheter guided by contact-force and second-generation cryoballoon:lessons from repeat ablation procedures[J]. Europace,2016,18(1):71-77.

[14]HEEGERC H,WISSNER E,WOHLMUTH P,et al. Bonus-freeze:benefit or risk? Two-year outcome and procedural comparison of a "bonus-freeze" and "no bonus-freeze" protocol using the second-generation cryoballoon for pulmonary vein isolation[J]. Clinical Research in Cardiology:Official Journal of the German Cardiac Society,2016,105(9):774-782.

[15]CORDES F,ELLERMANN C,DECHERINGD G,et al. Time-to-isolation-guided cryoballoon ablation reduces oesophageal and mediastinal alterations detected by endoscopic ultrasound:results of the MADE-PVI trial[J]. Europace,2019,21(9):1325-1333.

[16]MIYAZAKI S,NAKAMURA H,TANIGUCHI H,et al. Esophagus-related complications during second-generation cryoballoon ablation-insight from simultaneous esophageal temperature monitoring from 2 esophageal probes[J]. Journal of Cardiovascular Electrophysiology,2016,27(9):1038-1044.

[17]METZNER A,BURCHARD A,WOHLMUTH P,et al. Increased incidence of esophageal thermal lesions using the second-generation 28-mm cryoballoon[J]. Circulation. Ar-

rhythmia and Electrophysiology,2013,6(4):769-775.

[18]ARYANA A,KENIGSBERGD N,KOWALSKI M,et al. Verification of a novel atrial fibril-lation cryoablation dosing algorithm guided by time-to-pulmonary vein isolation:results from the Cryo-DOSING Study (cryoballoon-ablation DOSING based on the assessment of time-to-effect and pulmonary vein isolation guidance)[J]. Heart Rhythm,2017,14(9): 1319-1325.

[19]FERRERO-DE-LOMA-OSORIO Á,GARCÍA-FERNÁNDEZ A,CASTILLO-CASTILLO J,et al. Time-to-effect-based dosing strategy for cryoballoon ablation in patients with paroxysmal atrial fibrillation:results of the plusONE multicenter randomized controlled noninferiority trial[J]. Circulation. Arrhythmia and Electrophysiology,2017,10(12): e005318.

[20]MIYAMOTO K,DOI A,HASEGAWA K,et al. Multicenter study of the validity of addi-tional freeze cycles for cryoballoon ablation in patients with paroxysmal atrial fibrillation: the AD-balloon study[J]. Circulation. Arrhythmia and Electrophysiology,2019,12(1): e006989.

[21]JULIAN CHUN K R,STICH M,FÜRNKRANZ A,et al. Individualized cryoballoon energy pulmonary vein isolation guided by real-time pulmonary vein recordings,the randomized ICE-T trial[J]. Heart Rhythm,2017,14(4):495-500.

[22]CHEN S J,SCHMIDT B,BORDIGNON S,et al. Impact of cryoballoon freeze duration on long-term durability of pulmonary vein isolation:ICE re-map study[J]. JACC. Clinical Electrophysiology,2019,5(5):551-559.

[23]GHOSH J,MARTIN A,KEECHA C,et al. Balloon warming time is the strongest predictor of late pulmonary vein electrical reconnection following cryoballoon ablation for atrial fi-brillation[J]. Heart Rhythm,2013,10(9):1311-1317.

[24]ARYANA A,MUGNAI G,SINGHS M,et al. Procedural and biophysical indicators of du-rable pulmonary vein isolation during cryoballoon ablation of atrial fibrillation[J]. Heart Rhythm,2016,13(2):424-432.

[25]WADHWAM K,RAHME M M,DOBAK J,et al. Transcatheter cryoablation of ventricular myocardium in dogs[J]. Journal of Interventional Cardiac Electrophysiology,2000,4(3): 537-545.

[26]YORGUN H,CANPOLAT U,KOCYIGIT D,et al. Left atrial appendage isolation in addi-tion to pulmonary vein isolation in persistent atrial fibrillation:one-year clinical outcome after cryoballoon-based ablation[J]. Europace,2017,19(5):758-768.

[27]YORGUN H,CANPOLAT U,OKŞUL M,et al. Long-term outcomes of cryoballoon-based left atrial appendage isolation in addition to pulmonary vein isolation in persistent atrial fi-brillation[J]. Europace,2019,21(11):1653-1662.

第八章

特殊部位的冷冻球囊消融

　　肺静脉(pulmonary vein,PV)肌袖电活动可驱动或诱发心房电活动从而引发房颤,因此肺静脉隔离(PVI)是心房颤动(AF)消融术的基石。此后研究发现,诱发房颤的异位兴奋灶也可来源于非PV,如上腔静脉(superior vena cava,SVC)、左心房后壁、左心房顶部、左心耳、冠状窦、房间隔、Marshall韧带等。本章重点介绍非肺静脉部分的冷冻消融。

第一节　　上腔静脉

一、SVC引起房颤的机制

　　目前尚不完全清楚SVC在房颤发病机制中的作用。有学者认为SVC起源房颤的发生机制与PV起源房颤类似,存在心房向外延伸的心肌,称为肌袖(图8-1)。SVC肌袖具有相似的电生理特点:①SVC内可记录到尖峰电位(SVC电位);②SVC与右心房电学连接特征与PV与左心房电学连接特征相似,存在电传导;③SVC与右心房行电隔离后,SVC内存在孤立快速电活动。心肌向SVC延伸有长有短,厚度不均等,分布不均一,存在各向异性,以及与窦房结前体邻近,可能存在高自律性心肌,使得SVC内容易诱导与维持异常电活动,导致房颤的发生。SVC-RV交界处的心肌细胞排列不均一、方向各异,使得电传导的不同步,折返环形成,这也导致房颤的发生。此外,Chiou等则提出了SVC-主神经节丛的概念,他们在狗模型研究中,应用高频刺激SVC-主动脉神经节丛,显著缩短了有效不应期和诱发SVC起源房颤,应用乙酰胆碱亦可诱发源自SVC的快速电活动。并且这些现象均可在行SVC-主动脉神经节丛消融后被消除。这提示着SVC-主动脉神经节丛在SVC诱发房颤中可能起着重要作用。目前,SVC诱发房颤机制尚无定论,普遍认为SVC肌袖与PV肌袖相似的电学特性是其致心律失常的最可能机制。

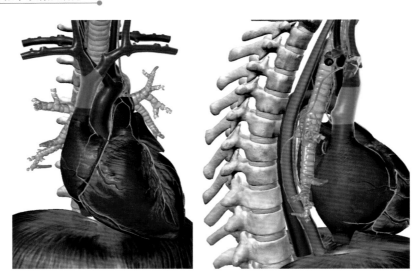

图 8-1　上腔静脉在心脏解剖中的位置(蓝色部分)

二、SVC 冷冻球囊消融

有研究证实了冷冻球囊消融隔离上腔静脉的可行性。该研究共入组 30 例患者[平均年龄(62±9)岁,男性74%,阵发性房颤78%],结果 SVC 隔离率为89%,每个患者平均冷冻次数(2.3±1)次,平均隔离时间(37±20)s,平均单次冷冻时间(92±15)s,平均冷冻总时间(218±43)s,一例为暂时的膈神经麻痹,一例为短暂且暂时的窦性停搏。平均随访时间(5±2)个月,89%的患者无心律失常事件发生。该研究关于冷冻球囊消融隔离上腔静脉的操作(图 8-2)建议:①球囊封堵 SVC 后,使用 Achieve 标测 SVC 处有无电位;②窦性心律下冷冻;③在 RAO 下透视,调整鞘管及球囊导管,使球囊前半球制冷带背向窦房结位置,并在膈神经保护下高频率(推荐 800 ms 为起搏间期)开始冷冻消融,同时消融过程中严密观察窦性心律;④冷冻时间预期为 90 s,可根据 TTI 及术中情况进行灵活调整。

有文章报道,相比单纯 PVI,通过第二代冷冻球囊在 PVI 的基础上进行上腔静脉隔离(SVCI),在 1 年的随访中房性心动过速(AT)的治愈率明显提高,单纯 PVI 组有 36 名(72%)患者摆脱了 AT,SVC 和 PV 隔离组有 45 名(90%)患者摆脱了 AT,其中 SVCI 的平均时间为(36.7±29.0)s,SVC 隔离时的温度为−35 ℃(−40~−18 ℃)。其他学者的研究也证实使用第二代 28 mm 冷冻球囊隔离 SVC 是可行的,该研究共纳入了 26 名(3.2%)与 SVC 相关的阵发性房颤患者,其中 21 名完成 SVC 隔离。5 名产生短暂膈肌损伤,2 名产生可逆性窦性心动过缓,平均冷冻次数(2.1±1.1)次,平均 SVCI 时间(22.5±14.2)s,平均消融时间(94.5±22.3)s,随访 13 个月,84.6%患者没有复发房颤。上海瑞金医院也开展了相似的研究,选取了 43 例(包括 6 例重做病例)与 SVC 相关的房颤患者,准备隔离 SVC 前,先行复律。33 名为窦性心律下冷冻,10 名 AF 下冷冻。结果所有患者均成功隔离了 SVC,平均冷冻次数为(2.5±1.4)次,平均消融时间(99.8±22.7)s,没有发生膈神经损伤,6 个月和 12 个月的房颤痊愈率分别为 97.7% 和 93.0%。

使用冷冻球囊隔离 SVC:图 8-2A 将冷冻球囊在右心房内充气,并推进至 SVC 与右心房的交界处。通过在 SVC 内注射造影剂,调整球囊确认完全封堵后,确定 SVC-RA 交界处。图 8-2B 将冷冻球囊放气,推进到 SVC,然后重新充气,并轻轻拉回。将冷冻球囊的赤道带略微置于 SVC-RA 交界处上方,以确保两者之间的距离在 5 mm 以内(图 8-3)。

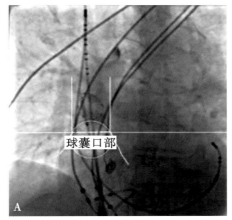 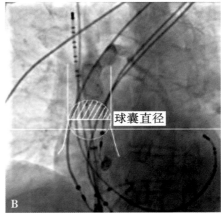

A. 确认开口位置;B. 球囊上移约 5 mm[(4.32±0.71)mm]。

图 8-2 冷冻球囊在上腔静脉

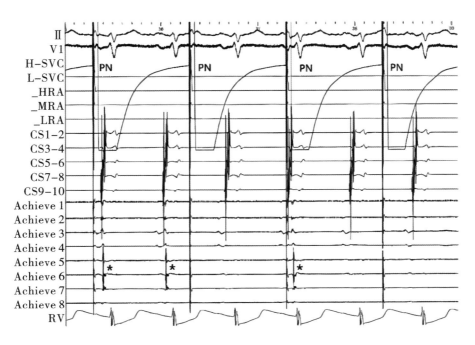

图 8-3 上腔静脉隔离

SVC 电位(星号)是通过 Achieve 导管记录的。电位逐渐延迟,然后以 2:1 开始传导,最终成功分离。

三、SVCI 潜在并发症

1. SVC 狭窄　　SVC 行射频消融后,有时会出现 SVC 狭窄。有研究报道,对不良窦性心动过速患者 SVC-RA 交界处行多次射频消融治疗后,出现 SVC 狭窄。研究观察到 SVC 局部和环周水肿,导致在 SVC-RA 交界处进展性狭窄24%。

2. 窦房结损伤　　窦房结位于终界嵴的上方,长约(13.5±2.5)mm,形态似新月形。如果在 SVC-RA 交界处消融,最可能发生的最严重的并发症就是窦房结损伤。为避免损伤窦房结,目前消融 SVC 需要首先明确 SVC-RA 交界处。关于 SVC-RA 交界处的定位,目前参照方法如下:①SVC 造影多体位透视下定位;②在心腔内超声的指导下定位;③标测到由远场心房电位和 SVC 电位组成的双电位提示为 SVC-RA 交界处;④消融导管头端沿着 SVC 前侧游离壁,缓慢地从上向下移动,突感脱落部位通常提示为 RA-SVC 交界处;⑤利用 Entice 等三维重建系统,重建 RA 与 SVC 三维几何结构定位。消融位置一般选择在 RA-SVC 交界处上进行。同时选择在窦性心律下消融,消融时观察窦房结损伤情况,如心率加快、出现交界性心律或窦性停搏,应立即停止消融,必要时应用糖皮质激素,缓解损伤。

3. 膈神经损伤　　右侧膈神经损伤是行 SVCI 最常见的并发症。右侧膈神经紧邻 SVC 前外侧壁,在接近 SVC-RA 交界处时,向后转向。膈神经损伤通常多发生消融 SVC 后外侧壁,并导致右侧膈肌麻痹。在行 SVCI 时,可实时起搏膈神经,观察膈肌跳动情况,在发现膈肌停止跳动时,应立即停止消融,以免造成不可挽回的膈神经损伤。

第二节　左心房顶部线和左心房后壁

冷冻球囊消融具有范围广、损伤均匀的特点,应用冷冻球囊在左心房顶部线或左心房后壁处进行消融是可行的。冷冻球囊消融左心房后壁与肺静脉隔离联合应用治疗持续性房颤患者时,手术成功率较高、手术时间较短、手术过程相对安全。可以结合三维技术指导冷冻球囊进行顶部线消融(图8-4),能进一步验证消融效果,是一种有效而且安全的策略。

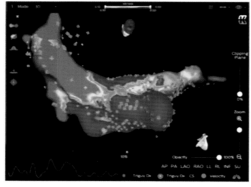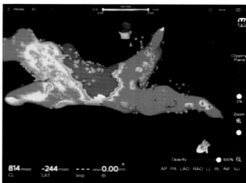

图 8-4　冷冻球囊消融在三维标测下的结果

　　Kuniss 等的研究中报道了冷冻球囊消融左心房顶部线的应用及其对持续性房颤治疗的良好效果。他们的研究显示消融后的左心房电解剖图显示左心房顶部线的消融范围占据了左心房后壁较大的范围,消融结果也优于单纯 PVI。使用冷冻球囊技术消融左心房顶联合肺静脉隔离是一种安全有效的策略,有良好的中期结局,并在随访 3 个月后,很好地保留左心房机械功能。他们的研究中近 80% 的患者在 12 个月的中期随访中未出现房颤复发。Akkaya 等使用第二代冷冻球囊导管治疗 101 例持续性房颤,对 PVI 后房颤仍持续发作者,加做左心房顶部线消融,如果仍未转复窦性心律,再行电复律。随访 37 个月发现,1 年、2 年、3 年的单次消融后无房颤/房速复发率分别为 89.1%、76.9% 及 70.3%。意大利一项多中心前瞻性研究纳入了 486 例患者(其中持续性房颤 434 例,长程持续性房颤 52 例),应用冷冻球囊导管行 PVI,12 个月无房颤复发率 63.9%,18 个月无房颤复发率 51.5%,提示对于持续性和长程持续性房颤患者,冷冻球囊导管行 PVI 安全有效。Iacopino 等人研究进一步证实了这一点,他们的研究结果显示在复发的持续性房颤患者中应用该消融术式 1 年成功率为 85%。福建省立医院研究表明,应用 28 mm 冷冻球囊进行肺静脉电隔离,联合左心房顶部线性消融和肺静脉前庭扩大消融(图 8-5),可改善持续性房颤的预后(图 8-6)。

　　福建省立医院给出的顶部后壁线操作建议:将 Achieve 电极锚定在左上肺上静脉深处,鞘结合顺时针旋转、弯曲和后撤等技巧,从完全封堵左上肺静脉口开始沿左心房顶部往右侧方向,逐个重叠移动,每次进行 120 s 的冷冻消融术。然后将 Achieve 电极锚定在右上肺静脉深处,并重复这个过程,直到左心房的顶部线完成。

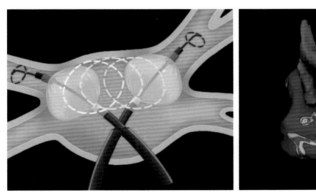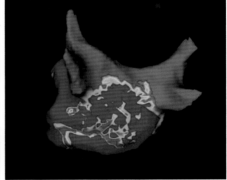

图 8-5　冷冻球囊消融顶部线

　　上海长海医院研究表明,在(532.7±171.0)d 随访下,冷冻球囊进行肺静脉隔离及左心房顶部线隔离并验证双向阻滞,能显著降低房颤复发风险(图 8-7,84.0% *vs.* 45.5%,$P=0.023$,HR 0.332,95% CI 0.120-0.916)。

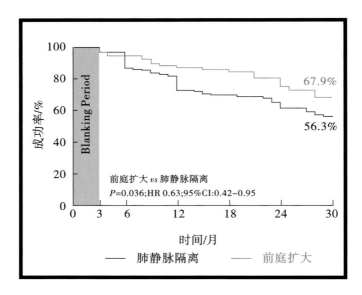

图 8-6　冷冻球囊消融顶部线对持续性房颤的影响

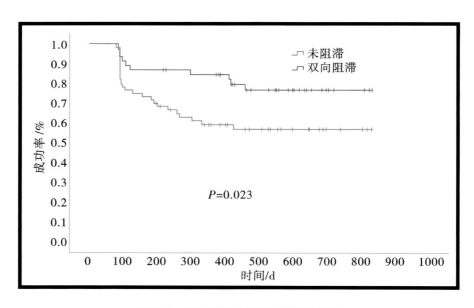

图 8-7　冷冻球囊进行顶部线消融效果

　　Chierchia 等人对左心房后壁冷冻进行了探索,研究了连续入组的 519 名症状性持续性房颤患者。使用 28 mm 冷冻球囊进行肺静脉隔离联合后壁线隔离(图 8-8)显示出隔离长期持久性。不完全 PWI(后壁隔离)会出现非典型房扑。另外也有报道在 ICE 指导下进行左心房后壁消融,入组 110 例持续性或长程持续症状性房颤患者,12 个月随访显示,联合后壁能显著降低复发率,安全性与单独肺静脉隔离组一致。

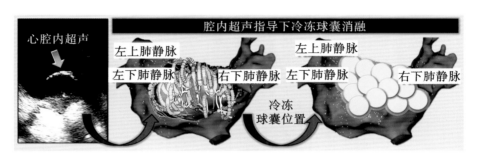

图 8-8　冷冻球囊后壁隔离

非阵发性房颤患者合并冷冻球囊肺静脉隔离和左心房后壁隔离,与 1 年以上房颤复发和所有房性心律失常的显著减少相关,且不影响安全性。正在入组中的 PIVoTAL 试验,进一步研究单独肺静脉隔离对比肺静脉隔离联合后壁线消融,在持续性房颤中的急性和长期结果,值得大家的期待。

第三节　左心耳

房颤复发可能与异位病灶有关,除了肺静脉外,左心耳就是促发 AT 的异位起搏点之一(图 8-9)。在治疗持续性 AF 患者时,这一结构值得特别考虑。一项研究发现至少 30% 的持续性房颤患者的唯一心律失常来源是 LAA 触发器,其中 8.9% 的病例没有与 PV 或其他肺静脉外部位重新连接。另有研究证实,大多数房颤患者均具有轻度左心耳结构重构,而且左心耳结构重构程度越高的患者经射频消融术后心律失常复发的风险也越高。Hocini 等研究 74 例持续性房颤消融的患者,发现其中 15 例房性心律失常起源于左心耳,行左心耳消融后,最终有 13 例患者经过随访未出现复发。综上所述,左心耳与房颤消融术后的复发是密切相关的。

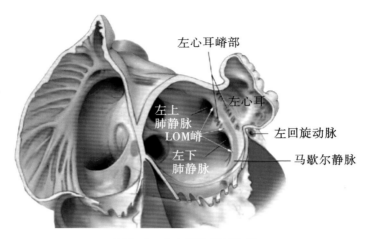

图 8-9　左心耳的解剖位置

左心房（LA）和左心耳（LAA）的心内膜面，显示由 Marshall 韧带
（LOM）形成的嵴。LAA 与左回旋动脉（LCX）及肺静脉非常接近。

一、左心耳导致房颤的机制

1. 折返机制　左心耳的结构复杂，有数层排列方向不同的肌束和广泛的梳状肌，这些结构可以阻滞或减慢电信号传导，引起折返的形成。尤其当左心耳纤维化和增大时，这些折返的形成就表现得更加明显，从而导致心房出现电重构，最终导致房颤的触发形成。

2. 组织学机制　左心耳异位起搏点导致房颤可能与左心耳的组织学来源有关。Douglas 等发现左心房及左心耳交界处组织学类似于冠状静脉窦，他们假设在肺静脉和周围的心肌进入左心房过程中，血管壁的成分增加，这可能使静脉窦的心肌在围绕左心耳的入口区域减少。在这个区域心肌成分出现缺失或减少，也许是发生心律失常的原因。

二、左心耳电隔离降低房颤复发的荟萃分析

Friedman 等在一项荟萃分析（纳入 7 项研究，共 1037 例房颤复发患者）中证明左心耳电隔离除可显著降低房性心律失常或房颤的复发风险（$OR=0.38$，$P=0.02$）外，其降低房颤复发率效应更为显著（$OR=0.22$，$P<0.001$）。AI Turki 等在一项荟萃分析（纳入 5 项研究，共 781 例持续性房颤患者，平均随访 12～15 个月）中发现在肺静脉隔离基础上附加左心耳电隔离，与单独肺静脉隔离相比可显著降低房颤复发风险（$OR=0.19$，$P<0.0001$）。

三、左心耳冷冻消融

左心耳已被确定为房颤的潜在来源，并被称为"第五"肺静脉。使用射频电流（RFC）

进行 LAA 电隔离(LAAI)改善特定患者的心律失常是可行的,但在 LAA 腔内进行逐点消融存在安全隐患,还可能增加患者发生机械并发症(如心脏压塞)的风险。此外,在预防中风后遗症方面,该系统本身也存在一些问题。

有研究发现患者存在来自 LAA 的电信号,使用 28 mm 的冷冻球囊在房颤消融期间进行额外的 LAA 隔离。具体操作:将 Achieve 导管置于 LAA 中,对第二代冷冻球囊进行充气并将其置于 LAA 开口处,通过注射造影剂确认封堵 LAA 后,开始冷冻。冷冻时间限制在 180 s,最低温度为−57 ℃,左心耳隔离时间为 73 s,−48 ℃,同时监测左侧膈神经。术后经食管超声显示,LAA-PV 嵴有大量消融引起的急性水肿,因此 6 周后重新择期安排 LAA 封堵术。6 周后 LAA-PV 嵴水肿消退,用 15 mm 螺旋导管(Lasso,Biosense Webster)证实了 LAA 永久隔离(入口+出口阻断),LAA 封堵后无任何 LAA 血流残留或前硬膜外并发症。

德国某中心通过对接受 CB-LAAI 治疗的 32 名患者进行回顾性分析,研究 CB-LAAI 的持久性。在 32 例患者中,有 29 例(91%)成功采用了冷冻球囊隔离左心耳隔离策略(图 8-10),其中 25 例在单次 CB 消融后观察到 LAAI,但有 7 例在复温期显示 LAA 传导恢复。在 43 d(33～398 d)后,22 例患者接受 LAAI 的持续性测试,有 16 例(73%)出现了持久的 LAAI。

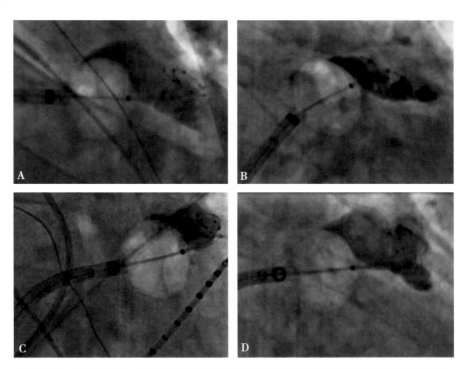

图 8-10　4 种不同左心耳解剖和冷冻球囊位置的透视示例,所有透视图像均以
　　　　　 RAO 30°拍摄

Tohoku 等回顾性分析了 2011 年 7 月至 2020 年 2 月间接受 LAAI 的症状性、药物难治性房颤患者共 260 名(RF:$n=201$;CB:$n=59$),对比射频与冷冻球囊引导下左心耳隔离的可行性和安全性。发现 CB 组的手术 LAAI 成功率更高,心包积液发生率更低,并发症更少,且 6 周后的 LAAI 持久率相似,因此冷冻球囊可以更容易、更安全地实现 LAAI,但基于射频的广泛消融后无 AT 概率更高。还有研究证实使用 CB 的 LAAI+PVI 策略(图 8-11)对持续性房颤患者具有可接受的长期疗效。

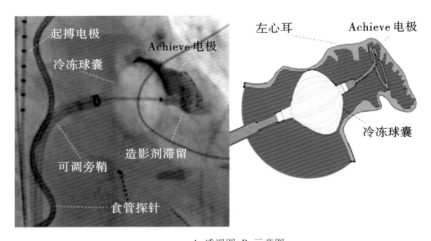

A. 透视图;B. 示意图。

图 8-11　冷冻球囊(CB)引导的 RAO 30° LAAI 示意

(廖志勇)

参考文献

[1] SUW W, ALZUBAIDI M, TSENG R, et al. Novel usage of the cryoballoon catheter to achieve large area atrial substrate modification in persistent and long-standing persistent atrial fibrillation[J]. Journal of Interventional Cardiac Electrophysiology: an International Journal of Arrhythmias and Pacing,2016,46(3):275-285.

[2] RUBIO CAMPALJ M,SÁNCHEZ BORQUE P,MIRACLE BLANCO Á,et al. A novel simple,fast,and safe approach for effective superior vena cava isolation using the third-generation cryoballoon[J]. Pacing and Clinical Electrophysiology,2020,43(1):62-67.

[3] BERGONTIM,HEIDBUCHEL H,SARKOZY A. Beware of superior vena cava isolation during cryoballoon ablation of the right superior pulmonary vein[J]. Heart Rhythm O2,2022,3(3):323-324.

［4］WEI H Q,GUO X G,SUN Q,et al. Electrical isolation of the superior vena cava using sec-ond-generation cryoballoon in patients with atrial fibrillation［J］. Journal of Cardiovascular Electrophysiology,2020,31(6):1307-1314.

［5］LINC J,BAO Y Y,XIE Y,et al. Initial experience of a novel method for electrical isolation of the superior vena cava using cryoballoon in patients with atrial fibrillation［J］. Clinical Cardiology,2023,46(2):126-133

［6］张道良,李超,彭文杰,等. Kodex-EPD 系统指导下冷冻球囊消融治疗持续性心房颤动的初步观察［J］.中国心脏起搏与心电生理杂志,2024,38(2):79-82.

［7］AKKAYA E,BERKOWITSCH A,RIETH A,et al. Clinical outcome and left atrial function after left atrial roof ablation using the cryoballoon technique in patients with symptomatic persistent atrial fibrillation［J］. International Journal of Cardiology,2019,292:112-118.

［8］AKKAYA E,BERKOWITSCH A,ZALTSBERG S,et al. Second-generation cryoballoon ab-lation for treatment of persistent atrial fibrillation:Three-year outcome and predictors of re-currence after a single procedure［J］. Journal of Cardiovascular Electrophysiology,2018, 29(1):38-45.

［9］TONDO C,IACOPINO S,PIERAGNOLI P,et al. Pulmonary vein isolation cryoablation for patients with persistent and long-standing persistent atrial fibrillation:Clinical outcomes from the real-world multicenter observational project［J］. Heart Rhythm,2018,15(3): 363-368.

［10］LINY Z,PENG Y M,LIAN L H,et al. An evaluation of the clinical efficacy of the applica-tion of 28mm cryoballoon for linear ablation of left atrial apex combined with enlarged pulmonary vein vestibule ablation for persistent atrial fibrillation［J］. Hellenike Kardi-ologike Epitheorese,2023,72:15-23

［11］ARYANA A,ALLENS L,PUJARA D K,et al. Concomitant pulmonary vein and posterior wall isolation using cryoballoon with adjunct radiofrequency in persistent atrial fibrillation ［J］. JACC. Clinical Electrophysiology,2021,7(2):187-196.

［12］BISIGNANI A,CECCHINI F,MUGNAI G,et al. Single procedural outcomes in the setting of percutaneous ablation for persistent atrial fibrillation:A propensity-matched score com-parison between different strategies［J］. Journal of Interventional Cardiac Electrophysi-olog,2022,64(1):9-16.

［13］ARYANA A,PUJARAD K,ALLEN S L,et al. Left atrial posterior wall isolation in con-junction with pulmonary vein isolation using cryoballoon for treatment of persistent atrial fibrillation (PIVoTAL):Study rationale and design［J］. Journal of Interventional Cardiac Electrophysiology,2021,62(1):187-198.

［14］ROMEROJ,MICHAUD G F,AVENDANO R,et al. Benefit of left atrial appendage electri-cal isolation for persistent and long-standing persistent atrial fibrillation:A systematic review and meta-analysis[J]. Europace,2018,20(8):1268-1278.

[15]SUKSARANJIT P,MARROUCHEN F,HAN F T,et al. Relation of left atrial appendage remodeling by magnetic resonance imaging and outcome of ablation for atrial fibrillation [J]. The American Journal of Cardiology,2018,122(1):83-88.

[16]HOCINI M,SHAHA J,NAULT I,et al. Localized reentry within the left atrial appendage: arrhythmogenic role in patients undergoing ablation of persistent atrial fibrillation[J]. Heart Rhythm,2011,8(12):1853-1861.

[17]MANOLISA S,MANOLIS A A. Pulmonary vein reconnection following cryo-ablation: mind the "Gap" in the Carinae and the left atrial appendage ridge[J]. Indian Pacing and Electrophysiology Journal,2019,19(4):125-128.

[18]GUO J C,HUANG W B,ZHOU F G,et al. Sustained localized reentry within the left atrial appendage as a mechanism of recurrent arrhythmia following atrial fibrillation ablation [J]. Experimental and Therapeutic Medicine,2018,16(2):772-778.

[19]BRICEÑO D F,PATEL K,ROMERO J,et al. Beyond pulmonary vein isolation in nonparoxysmal atrial fibrillation: posterior wall, vein of Marshall, coronary sinus, superior vena Cava,and left atrial appendage[J]. Cardiac Electrophysiology Clinics,2020,12(2):219-231.

[20]GAGYIR B,SZEGEDI N,SIMON J,et al. Left atrial anatomical variations correlate with atrial fibrillation sources near the left atrial ridge[J]. Frontiers in Cardiovascular Medicine,2022,9:928384.

[21]YORGUN H,SENER Y Z,TANESE N,et al. Long-term outcomes of left atrial appendage isolation using cryoballoon in persistent atrial fibrillation[J]. Europace,2023,25(2):366-373.

第九章

冷冻球囊消融术并发症及管理

基于肺静脉隔离(pulmonary vein isolation, PVI)的冷冻球囊消融术(cryoballoon ablation, CBA),通过在导管-组织界面产生-50～-30℃的温度,继而在冷冻和复温的过程中,相邻组织的心肌细胞会发生坏死,从而达到消融效果。相对于射频消融术(RFA),由于不需要逐点消融,手术时间明显缩短,具有持久肺静脉隔离、安全性高、操作简便、患者感受好、学习曲线短等优势,已成为房颤消融的标准疗法之一。然而,CBA 仍有可能对周围组织带来额外损伤,如膈神经损伤(phrenic nerve injury, PNI)、食管损伤、肺静脉狭窄、心脏压塞、股动脉损伤、血/气栓及迷走神经反射等。本章就房颤冷冻消融术中常见及可能存在的相关并发症的管理进行阐述。

第一节　膈神经损伤

详见第十章。

第二节　食管损伤

食管的位置邻近左心房后壁(图9-1),射频和冷冻消融均可发生食管损伤。有研究报道,CBA 最常发生心房食管瘘(atrial esophageal fistula, AEF)的部位在左下肺静脉(LIPV),RFA 最常发生部位则随机分布在左心房后壁,相对而言,CBA 更容易控制和避免心房食管瘘的发生(图9-2)。按程度不同,分别表现为食管红斑、食管溃疡、心房食管瘘。心房食管瘘是与房颤消融相关的罕见并发症之一。据大规模研究 POTTER-AF 报道,心房食管瘘发生率为0.025%(射频消融0.038%,冷冻球囊消融0.0015%)。虽然发生率不高,但死亡率极高,预后极差。

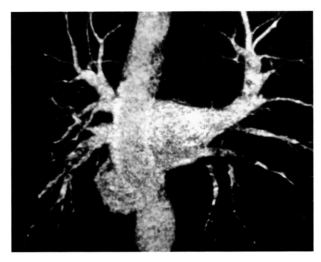

图 9-1　左心房与食管毗邻

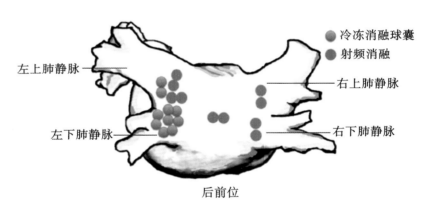

图 9-2　CBA 和 RFA 发生心房食管瘘部位对比

　　由于解剖上的毗邻关系,CBA 心房食管瘘通常发生于消融左侧肺静脉后。球囊在左下肺静脉的贴靠较左上更困难,需要施加向后的推力,因此在消融左下肺静脉时更容易发生损伤。另外,冷冻时间较长(超过 4 min)、冷冻次数过多(同一根肺静脉连续冷冻超过 2 次)及最低温度过低(低于 -60 ℃)都有可能会造成邻近组织的损伤。

一、临床表现

　　心房食管瘘主要发生在术后数日至 2 个月。最常见的症状为感染相关症状(如寒战、高热、心内赘生物)及栓塞症状(如心肌梗死、卒中等)。此外,还可有吞咽疼痛、胸痛、咯血等。若患者术后出现相关症状,特别是感染和栓塞表现,应高度警惕心房食管瘘。

二、治疗及预防

1. 消融后 3 d 内出现吞咽疼痛症状 积极予以静脉应用质子泵抑制剂(PPI)、流质饮食,若症状加重或不缓解,行食管镜检查动态评估。

2. 消融后 2 个月内新发胸骨后疼痛 吞咽困难加重需行食管镜检查,若食管有溃疡、炎症渗出,建议半卧位、禁食水、肠外营养、静脉应用 PPI 及广谱抗生素。

3. 消融后 2 个月内出现感染及栓塞症状 应高度警惕,掌握"三即刻"原则。①即刻检查:立即行胸部左心房增强 CT。②即刻会诊:影像学检查提示/临床高度怀疑心房食管瘘,应立即组织有诊断经验的专家协助决策。③即刻手术:影像学检查诊断/临床高度怀疑心房食管瘘,应即刻行手术。

一旦发生心房食管瘘,预后极差。研究显示,外科术后死亡率达 51.9%,内镜下治疗死亡率为 56.5%,而药物治疗死亡率高达 89.5%。有研究表明,应用腔内食管温度监测(LET)、食管吞钡显影食管位置、控制消融时间、使用质子泵抑制剂及减少接触应力,可以减少术中对食管的损伤。

第三节 肺静脉狭窄

肺静脉狭窄(pulmonary vein stenosis,PVS)是房颤导管消融手术后的常见并发症之一。术后肺静脉直径减少 50% 以上,或经食管超声心动图(TEE)测定的肺静脉血流速度 > 0.8 m/s 考虑 PVS。CBA 术后 PVS 的发生率低于 RFCA。

通常,PVS 由肺静脉的热损伤引起,加热效应引起组织蛋白质变性,甚至形成焦痂。若结缔组织基质严重受损,则可以使血管发生狭窄。而 CBA 的低温对内皮及结缔组织的损伤较小,其形成的瘢痕组织也更加均匀,因此 PVS 的发生率较低。但 CBA 并不能完全避免 PVS。

一、临床表现

PVS 的症状包括劳力性呼吸困难、胸痛、胸部烧灼感、咳嗽或咯血,取决于狭窄程度。随着疾病进展,可以出现肺动脉高压的症状和体征。因此,当行房颤消融术后的患者出现肺动脉高压的症状时应警惕 PVS。可以通过经食管超声心动图检查、V/Q 肺核素扫描、磁共振成像和 CT 进行评估。

二、治疗及预防

无症状 PVS 除给予持续抗凝预防血栓栓塞外,并无针对性的治疗方法。症状性 PVS 通常药物治疗不能有效缓解症状,需要导管介入治疗。CBA 导致的 PVS 是一种纤维化狭窄,由于纤维化组织存在弹性,单纯的球囊扩张疗效不理想,术后 1 年再狭窄率高于 50%。即便及时治疗,仍有很大概率发生肺静脉再狭窄。

肺静脉血管造影,选择合适尺寸的球囊对于预防 PVS 有帮助。术前正确识别肺静脉前庭是预防 PVS 的关键。可以参照 CT 或 MRI 影像资料,有条件者可行 ICE 确认肺静脉前庭的准确位置,避免在肺静脉内充气并冷冻消融。可使用近端封堵(PST)技术,确保球囊在前庭位置时开始冷冻消融。若肺静脉开口过大或球囊选择过小,使得消融发生在肺静脉中更深的位置时,会增加 PVS 的发生率。而冷冻时间过长也会增加 PVS 的发生率。因此消融期间应避免球囊置入过深(图9-3),同时应用 TTI 等监测手段缩短冷冻时间来减少 PVS 的发生。

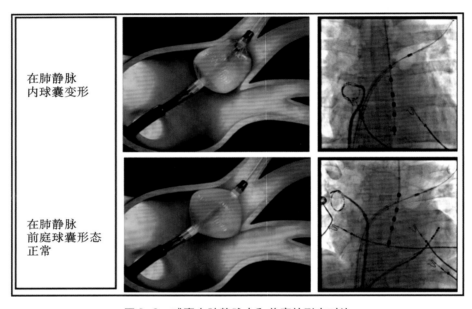

在肺静脉内球囊变形

在肺静脉前庭球囊形态正常

图 9-3　球囊在肺静脉内和前庭的形态对比

第四节　其他并发症

一、心脏压塞

除房间隔穿刺导致心脏压塞外,CBA 发生心脏压塞的概率较低;但冷冻球囊在左心房内操作不谨慎也可能发生左心房穿孔或裂伤导致心脏压塞。

房间隔穿刺偏上偏后可能导致左心房右上顶部或后壁穿孔,偏上偏前可能损伤主动脉根部。因此,规范房间隔操作,导丝进入左上肺静脉后再送入房间隔穿刺鞘(SL1)鞘管很重要。

CBA 左心房内操作时应注意以下事项:①必须保证软的 Achieve(或新一代 Achieve Advance)环形标测导管在导管头外,因冷冻球囊导管头端直且硬,头端没有 Achieve 导管时暴力操作可能导致左心房顶部或左心耳等部位穿孔。②CB 嵌顿在肺静脉或左心耳内冷冻消融可能导致肺静脉或左心耳裂伤破损,通常这样形成的心脏压塞难以通过心包穿刺引流稳定血流动力学,及时开胸行外科修补才能挽救患者生命。因此,CB 充气发现球囊嵌顿变形时,应避免冷冻消融,需重新调整球囊以避免严重并发症。③Achieve 环形标测导管远端反折时应注意,如果其远端变硬处(Achieve 距离头端环标测导管约 14 cm,Achieve Advance 约 11 cm)反折后硬度明显增加,操作时应谨慎。已有其损伤肺静脉或环形标测导管远端断裂遗留在肺静脉内的报告,尽管非常罕见。④在冷冻停止后,让球囊与组织充分复温后(至少 35 ℃)再操作导管。复温时间过长时,可在 X 射线下排除"延迟黏附"现象。

心脏压塞有时表现较为隐蔽,需高度警惕,术中及术后 24 h 内需密切监测血压和心率,一旦发现血压下降或心率增快,应立即透视心影或行超声心动图检查,如确定为急性心脏压塞,应立即在透视或超声引导下行心包穿刺引流,引流完毕并稳定后保留猪尾导管至少 24 h。心房壁的穿孔多数情况下可避免开胸手术,但左心耳穿孔难以自行闭合,多需外科手术修补。

二、股动脉损伤

CBA 穿刺入路为股静脉,但由于用于冷冻球囊消融的 FlexCath Advance 可调弯鞘管径较大(内径 12 F,外径 15 F),一旦误入股动脉,破损口径大,加之抗凝力度强,难以通过压迫止血使破损口闭合,严重者可能导致巨大血肿、失血性休克甚至危及生命,多需要紧急血管外科缝合血管,因此股动脉损伤重在预防。

股静脉穿刺时通过回血颜色、压力、穿刺针或导丝旁出血速度、透视导丝走行等确认未损伤股动脉后再送入 8 F SL1 房间隔穿刺鞘;可采用 6 F 短鞘管先行验证后再送入 8 F 房间隔穿刺鞘;在替换为 15 F FlexCath Advance 鞘时,应再次核实是否误入股动脉。如可疑误入股动脉时应及时终止后续操作,退出穿刺针及导丝重新穿刺。应用外周血管超声引导股静脉穿刺,可明显减少局部血管损伤。

三、血栓/空气栓塞

虽然在进行消融手术前会对患者行有效的抗凝治疗,或者行经食管超声心动图检查以对心房血栓进行评估,但微小的血栓仍有可能被遗漏。手术中导管操作可能使术前存在的心房血栓脱落。此外,穿刺操作和冷冻引起的组织损伤、局部心肌低动力等因素也会引起局部高凝状态,导致局部血栓形成。

CB 鞘管及管道连接多,直接与左心房相通,管路和鞘管缝隙或三联三通造影管道中的血栓或气体进入左心房就可能发生心或脑的血栓/空气栓塞,严重者可危及生命。术前、术中确保鞘管及管道中没有血栓和气体非常重要,术中鞘管及管道中进行充分肝素盐水灌注(最好不采用加压输注方式,以免输液袋滴空后误加压输注空气),避免发生血栓/空气栓塞。

四、迷走神经反射

消融术中可发生迷走神经反射。患者可伴随严重心动过缓、低血压,包括窦性停搏或房室传导阻滞,严重时可出现阿-斯综合征样抽搐发作,常见于左上肺静脉冷冻复温气囊排气回缩后数分钟内。备用心室临时起搏,或者预防性使用胆碱能受体拮抗剂阿托品、东莨菪碱等可以预防此类并发症。也有报道显示,如果先冷冻消融右肺静脉再冷冻消融左肺静脉,严重迷走神经反射发生率可显著降低。

虽然 CBA 临床疗效不亚于 RFCA,同时有手术时间短、不易形成严重 PVS 等特点,使得其在房颤的治疗中优于传统射频消融术。但术者仍需进一步积累经验,重视及早期识别相关并发症,熟练掌握应对方式,降低 CBA 并发症的发生率,使更多患者受益。

（谢启应　周俊雅　穆　彬）

参考文献

[1] JOHN R M, KAPUR S, ELLENBOGEN K A, et al. Atrioesophageal fistula formation with cryoballoon ablation is most commonly related to the left inferior pulmonary vein[J]. Heart Rhythm,2017,14(2):184-189.

[2] 中华医学会心血管病学分会,中国生物医学工程学会心律分会. 心房颤动诊断和治疗中国指南[J]. 中华心血管病杂志,2023,51(6):572-618.

[3] 中华医学会心电生理和起搏分会,中国医师协会心律学专业委员会. 经冷冻球囊导管消融心房颤动中国专家共识[J]. 中华心律失常学杂志,2020,24(2):96-112.

[4] 张帆,黄从新. 心房颤动冷冻球囊消融术常见并发症及其防治[J]. 心血管病学进展,2023,44(8):673-675,685.

[5] JOGLARJ A, CHUNG M K, ARMBRUSTER A L, et al. 2023 ACC/AHA/ACCP/HRS guideline for the diagnosis and management of atrial fibrillation: a report of the American College of Cardiology/American Heart Association Joint Committee on clinical practice guidelines[J]. Circulation,2024,149(1):e1-e156.

第十章

冷冻球囊消融术中的膈神经麻痹

第一节　膈神经解剖

一、膈神经

膈神经（phrenic nerve）起初在前斜角肌上端的外侧下行，继而沿该肌前面下降至其内侧，在锁骨下动、静脉之间经胸廓上口进入胸腔（图10-1）。入胸腔后有心包膈血管与其伴行，经由肺根前方，在纵隔胸膜与心包之间下行到达膈肌，最后于中心腱附近穿入膈肌纤维中。膈神经的运动纤维支配膈肌的运动，感觉纤维分布于胸膜、心包及膈肌下面的部分腹膜。一般认为，右膈神经的感觉纤维尚分布到肝、胆囊和肝外胆道的浆膜。膈神经受到损伤后，主要影响同侧半膈肌的功能，表现为腹式呼吸减弱或消失，严重者可有窒息感。膈神经受到刺激时可发生呃逆。

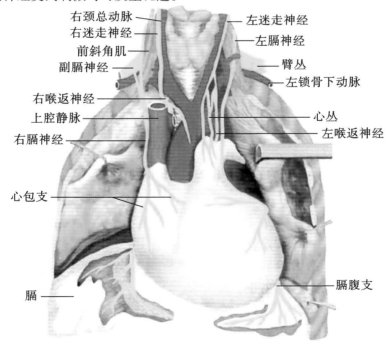

图 10-1　AP 位膈神经示意

二、副膈神经

副膈神经（accessory phrenic nerve）为颈丛一不恒定分支,国人出现率约为48%,常见于一侧。该神经发出部位变化较大,多发自第4、5颈神经,亦可起自第6颈神经,发出后先在膈神经外侧下行,于锁骨下静脉上方或下方加入膈神经(图10-1)。

三、左膈神经

左膈神经位于左肺门前方(图10-2),交叉于主动脉弓和迷走神经前方,穿过左心室的纤维性心包,刺穿靠近心脏顶点的膈肌,到达膈肌的下(腹部)表面。

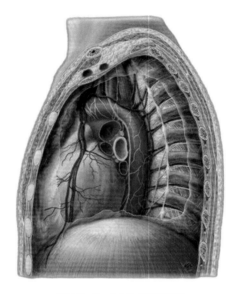

图 10-2   LAO 位膈神经

四、右膈神经

右膈神经在右锁骨下动脉的第二部分前方下降(图10-3)。通过右头臂静脉和上腔静脉的外侧,延伸至右肺门前方。穿过右心房的纤维性心包,刺穿下腔静脉开口附近的膈肌。从解剖结构上,右膈神经距离右肺静脉非常近,尤其是右上肺静脉,最小距离仅(2.1±0.4)mm,32%的右上肺静脉前壁距离右侧膈神经小于2 mm。因此,膈神经的损伤右侧多于左侧、上支多于下支。

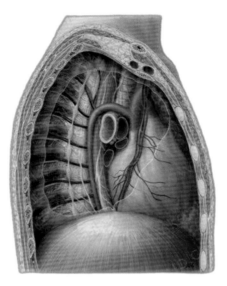

图 10-3　RAO 位膈神经

第二节　膈神经麻痹表现及治疗

一、膈神经麻痹表现

膈神经麻痹（phrenic nerve palsy，PNP）系由于一侧或两侧的膈神经受损，神经冲动传导被阻断而产生的膈肌麻痹，可导致膈肌异常上升和运动障碍。单侧膈肌麻痹者多数无症状，但在胸部 X 射线检查时，可偶然发现膈肌升高和矛盾运动，部分患者主诉在剧烈运动时有呼吸困难。左侧膈肌麻痹因胃底升高可能有嗳气、腹胀、腹痛等消化道的症状。双侧完全性膈肌麻痹时，患者表现为严重的呼吸困难、腹部反常呼吸（吸气时腹部凹陷）、呼吸费力和辅助呼吸肌动用，通常有发绀等呼吸衰竭的表现。按严重程度及持续时间可分为以下几种。

1.暂时性膈神经障碍（TPND）　膈神经活动减弱，在手术结束时或患者出院前恢复（图 10-4A）。

2.膈神经麻痹　膈神经功能的损伤在手术结束时或患者出院前未明确恢复（图 10-4B）。

3.持续性或永久性膈神经麻痹（PPNP）　患者膈神经麻痹在出院 12 个月内未恢复（图 10-4C）。

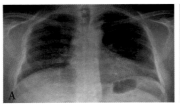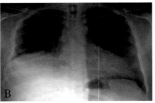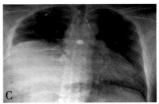

A. 术前；B. 术后；C. 术后 12 个月。

图 10-4 膈神经麻痹时的膈肌状态

二、膈神经麻痹治疗

目前，根据个案及临床经验，膈神经麻痹发生后，立即停止冷冻，静脉注射地塞米松 10 mg 或甲泼尼龙 40 mg，术后继续服用维生素 B$_1$、维生素 B$_{12}$、甲钴胺等营养神经药物，但临床效果无大规模的试验数据支持。目前专家共识认为膈神经功能的恢复主要与时间相关，因此，术后应定期复查，透视观察膈肌运动的恢复情况，平均恢复时间为（144±27）d。

第三节 预防膈神经麻痹策略

在房颤导管消融中，无论射频消融抑或是冷冻球囊消融，均有可能发生膈神经麻痹。膈神经损伤是房颤消融的可逆性并发症，发生率为 0 ~ 0.48% 。Andrade 等的 Meta 分析显示，应用冷冻球囊导管对 1308 例房颤患者进行消融治疗，出院时 PNI 总发生率为 6.38%；术后随访 12 个月，仅有 0.37% 的患者仍然存在 PNI。FIRE AND ICE 研究发现，患者出院时 PNI 发生率为 2.7% ，术后随访 3 个月为 0.5% ，1 年随访时仅有 0.3% 的患者存在 PNI。随着术者经验不断丰富、术中对膈神经功能的严密监测（如膈肌搏动），PNI 的发生率可以控制到很低的水平。

一、膈神经监测

目前最常用的膈神经监测方法是起搏监测（图 10-5）。将起搏电极放置在上腔静脉内（临床上最常用的部位为右锁骨下静脉水平，此部位是膈神经经过的位置，且起搏电极较稳定不容易移位），应用最大输出能量和脉宽，冷冻消融右上肺静脉时建议能量 10 ~ 15 mA，间期 1000 ms（右上肺静脉）、1500 ~ 2000 ms（右下肺静脉），通过手指触压患者腹部感受膈肌搏动来监测膈神经功能。在冷冻球囊消融中，一旦发现膈肌运动减弱或消失，立即停止冷冻。一般情况下，冷冻球囊消融停止后观察数秒钟至数十分钟，膈神经的功能即可恢复。大部分患者在术后随访中恢复，永久性 PNI 的概率极低。

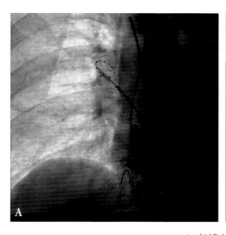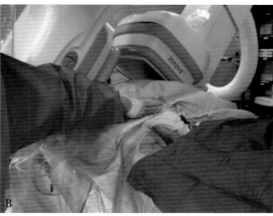

A.起搏电极位置；B.触压监测。

图 10-5　起搏监测膈神经

二、近端封堵与分段贴靠技术

常规肺静脉封堵冷冻可对膈神经造成损伤,国外有研究报道应用近端封堵技术(PST技术)(图 10-6)或者分段贴靠技术(图 10-7),保证冷冻球囊远离膈神经,可以减少膈神经麻痹的发生。

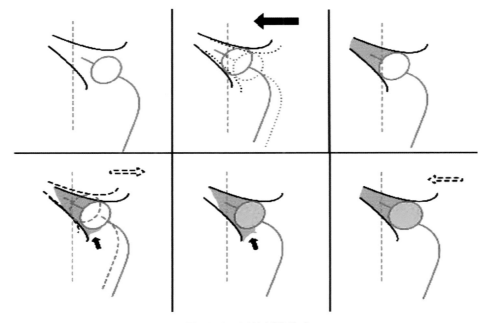

图 10-6　近端封堵技术

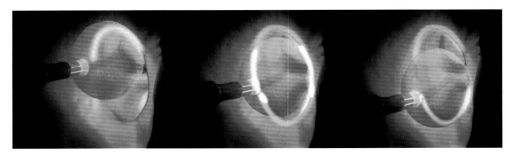

图 10-7　分段贴靠技术

其他如应用复合运动动作电位(图 10-8)、肌电图引导下使用肝静脉导管的膈神经监测、X 射线透视观察膈肌运动(图 10-9)、超声监测膈肌运动等方式也可以帮助监测膈神经功能。

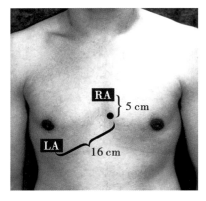

RA 为右臂电极调整位置,LA 为左臂电极调整位置。

图 10-8　体表电极应用复合运动动作电位监测膈肌运动

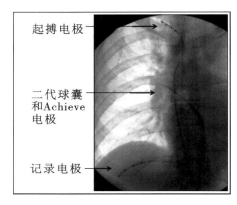

图 10-9　肌电图引导下使用肝静脉导管的膈神经监测

三、"双停"技术

在球囊复温过程中,细胞外的冰融化会引起渗透压变化,水随之流入细胞,导致液体积聚造成组织损伤。当温度低于-20 ℃时,细胞内冰晶的生长会继续加剧细胞损伤。但在右侧肺静脉使用冷冻球囊进行肺静脉隔离时,患者有膈神经麻痹的风险。

遇到膈神经麻痹需要立即停止冷冻,我们会运用一种"双停"(double stop)的操作,使球囊快速复温。"双停"指的是连续按两次机器上的停止按钮(图 10-10)。需要注意的是,第二次按键时间要与第一次相隔 2 s。"双停"操作可在消融中强制球囊放气,加速组织回温(图 10-11),主要用于紧急预防 PNP。

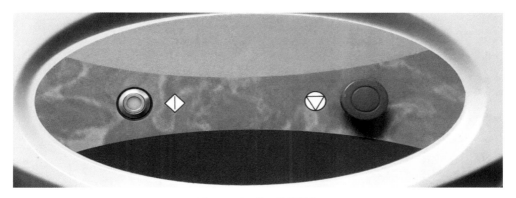

图 10-10 "双停"操作

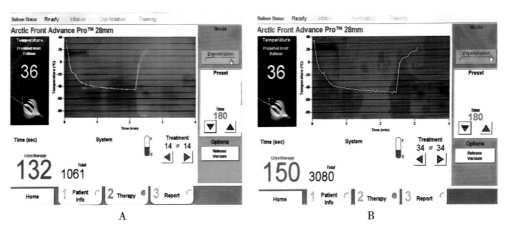

A."双停"复温曲线;B."单停"复温曲线。

图 10-11 "双停"与"单停"复温曲线对比

（郭素峡 陈丽华）

参考文献

[1]SÁNCHEZ-QUINTANA D,CABRERA J A,CLIMENT V,et al. How close are the phrenic nerves to cardiac structures? Implications for cardiac interventionalists[J]. Journal of Cardiovascular Electrophysiology,2005,16(3):309-313.

[2]ANDRADEJ G,KHAIRY P,GUERRA P G,et al. Efficacy and safety of cryoballoon ablation for atrial fibrillation:a systematic review of published studies[J]. Heart Rhythm,

2011,8(9):1444-1451.

[3]KUCKK H,BRUGADA J,FÜRNKRANZ A,et al. Cryoballoon or radiofrequency ablation for paroxysmal atrial fibrillation[J]. The New England Journal of Medicine,2016,374(23):2235-2245.

[4]CASADO-ARROYO R,CHIERCHIAG B,CONTE G,et al. Phrenic nerve paralysis during cryoballoon ablation for atrial fibrillation:a comparison between the first- and second-generation balloon[J]. Heart Rhythm,2013,10(9):1318-1324.

[5]FRANCESCHI F,DUBUC M,GUERRAP G,et al. Diaphragmatic electromyography during cryoballoon ablation:a novel concept in the prevention of phrenic nerve palsy[J]. Heart Rhythm,2011,8(6):885-891.

[6]FRANCESCHI F,KOUTBI L,GITENAY E,et al. Electromyographic monitoring for prevention of phrenic nerve palsy in second-generation cryoballoon procedures[J]. Circulation Arrhythmia and Electrophysiology,2015,8(2):303-307.

[7]彭楠,肖浩,董艳玲,等.急性ST段抬高心肌梗死患者早期再灌注策略的选择及预后分析[J].中华危重病急救医学,2021,7(5):578-581.

[8]YAMADA T,MURAKAMI M,KODERA N,et al. Comparison between cryoballoon double stop and single stop in patients with paroxysmal atrial fibrillation[J]. Indian Pacing and Electrophysiology Journal,2023,23(5):144-148.

第十一章

围术期管理及术后随访

心房颤动患者行冷冻球囊消融术（cryoballoon ablation，CBA）后并非一劳永逸，为了减少房颤的复发及进一步控制疾病进展，术后随访也是当前备受关注的重要课题。围术期管理及术后随访主要包括并发症识别处理、心律监测、卒中风险评估与个体化抗凝、房颤相关疾病治疗、生活方式干预，这需要对患者进行个体化综合管理和终身管理。

第一节　术后并发症识别与处理

对药物控制症状不佳的心房颤动患者，导管消融已经成为一线治疗方案。作为难治性房颤的新型突破性技术，目前多项大型循证学研究已经证实了 CBA 治疗房颤是安全且有效的，且有学习周期短、安全性较高、复发率低等优点。CBA 通过节流膨胀效应（Joule-Thomson 效应）形成局部低温，破坏肺静脉开口处的心肌细胞，形成肺静脉隔离（pulmonary vein isolation，PVI），达到治疗心房颤动的目的，但在这过程中可能会同时损伤周围组织，导致并发症的发生。随着导管消融技术的发展与广泛运用，总体和严重手术相关并发症发生率分别为 3.77% 和 1.87%，且总体呈下降趋势。有研究显示，房颤消融术后并发症发生率与手术中心及个人年房颤消融手术量具有显著相关性，年房颤消融手术量<50 例的中心及个人年房颤消融手术量<25 例的术者术后并发症发生风险显著升高。

并发症多发生于 CBA 术中及术后 24 h 内，但也可能发生在术后数周甚至数月，主要包括导管操作损伤及消融损伤，是术后随访的早期重点。医护人员应尽早识别并处理，特别是需要紧急处理的严重并发症，如心脏压塞、心房食管瘘、穿刺点出血、支气管损伤等。由于术后并发症发生时间有延迟，应充分教育患者识别并发症，有任何不适及时就诊，减少误诊率及延迟就诊，有利于促进患者康复，提高患者生活质量与生存率。

CBA 术主要并发症如下。①血管并发症：出血、血肿、假性动脉瘤、动静脉瘘。②心脏并发症：心脏压塞、心肌梗死、心内膜炎、心包炎、心房僵硬综合征、二尖瓣损伤、快速型房性心律失常。③毗邻结构损伤：心房食管瘘（atrial esophageal fistula，AEF）、胃瘫、肺静脉狭窄（pulmonary vein stenosis，PVS）、膈神经损伤、支气管损伤。④其他：血栓/气体栓塞、短暂性脑缺血发作（TIA）、脑卒中。下面将以并发症的严重程度为序，依次阐述心脏压塞、心房食管瘘、房颤相关卒中、血管并发症、膈神经麻痹（phrenic nerve paralysis，

PNP)、肺静脉狭窄6种主要并发症的识别、处理。

一、心脏压塞

心脏压塞发生率低,在行房间隔穿刺、操作消融导管不谨慎时可能发生左心房裂伤或穿孔导致心脏压塞,是CBA术后围术期死亡的主要原因。其临床表现差异较大,主要与心脏压塞的程度有关,程度轻微时可无明显症状,早期也可表现为恶心、呕吐,容易漏诊,压塞严重时可出现典型的血压下降、颈静脉怒张和心音遥远,常合并呼吸困难、胸痛、心率加快、烦躁不安、意识障碍,应立即采取抢救措施,包括补液、升压、纠正低凝状态等治疗,心包穿刺是抢救关键,必要时可行开胸手术治疗。当CB嵌顿在肺静脉或左心耳内冷冻消融导致肺静脉或左心耳裂伤破损,此时形成的心脏压塞难以通过心包穿刺引流稳定血流动力学,应当立即行外科开胸治疗挽救患者生命。因此,术后24 h内应严密监测患者心率、血压,常规随访超声心动图。

二、心房食管瘘

食管紧邻左心房后壁,CBA术中消融温度过低或降温速度过快等,可能会导致食管损伤,根据严重程度分为食管炎症、食管红斑、食管溃疡及心房食管瘘等。术后并发心房食管瘘罕见,最新的大规模研究POTTER-AF中心房食管瘘发生率为0.025%,其中射频消融术后并发约为0.038%,冷冻球囊消融术后并发约为0.0015%,但十分凶险,死亡率高达80%以上。与低发生率相比,CBA术后约40%的患者可能出现内镜检测到但无临床表现的食管损伤,其中食管深部溃疡被认为是AEF的危险信号。

大多数患者(约80.2%)在消融术后30 d内出现AEF,此时患者多已出院,且存在症状不典型、隐匿的特点,对其及时诊疗存在困难。临床多表现为术后吞咽困难、吞咽疼痛、胸痛、持续发热、菌血症、多发脑梗死甚至心肌梗死等,可伴有大量呕血、黑便,甚至昏迷死亡。患者CBA术后2个月内一旦出现上述感染和(或)栓塞症状,应首先考虑AEF,胸部增强CT检查是首选诊断办法(异常率91.24%),也可通过脑部MRI检查诊断(异常率90.91%),在头胸部血管内发现空气,应该高度怀疑。高度怀疑AEF时,禁止行食管镜及经食管超声心动图检查。目前AEF可通过外科手术修复、食管支架植入治疗。食管支架植入有增加空气栓塞、食管壁挤压坏死的风险,因此首选外科手术进行干预。其他一般治疗包括禁食水、静脉抗感染治疗。一旦确诊,应立即行外科手术降低死亡率。

三、房颤相关卒中

既往研究显示,CBA围术期血栓栓塞发生率约为0.3%。随着消融技术发展,其发生率降低,但仍不可忽视。围术期发生的血栓栓塞事件多表现为脑卒中。常发生于术后24 h,但术后2周内仍属于高危期。可能与术前形成的心房血栓脱落、CBA鞘管缝隙及管路内的血栓脱落、术中所致心肌低动力引发的高凝状态及术后制动有关。轻则表现为短暂性脑缺血发作,重则表现为严重的神经功能障碍,甚至死亡。术前3周充分抗凝、术前

24 h 内完善经食管超声心动图(transesophageal echocardiography,TEE)检查排除心房内血栓及心房自发显影、术中持续抗凝、肝素盐水灌注鞘管及管道、术后围术期的抗凝治疗是预防血栓栓塞的重要措施。术中或术后都应密切关注患者的神志情况,肢体活动情况,肢体有无疼痛、麻木、水肿,有无头晕等,患者多表现为短暂性脑缺血发作(transient ischemic attack,TIA)或者无症状性脑缺血事件,高度怀疑时应立即行影像学检查明确,目前可通过药物溶栓、介入取栓、血管支架植入等治疗。

四、血管并发症

CBA 术后血管并发症主要包括出血、动脉瘤、动静脉瘘、血肿及动脉夹层,最常见为出血。通常与穿刺操作不当有关。持续充分抗凝治疗使机体处于低凝状态,因此术后穿刺部位应加压包扎,肢体严格制动 6 ~ 8 h,主治医师术后应观察穿刺点出血情况、穿刺点周围皮肤有无血肿形成、足背动脉搏动是否良好、听诊血管有无杂音等。大多数出血可以通过保守治疗处理,严重血管并发症可通过经皮或开放式手术治疗处理。

五、膈神经麻痹

PNP 是消融术后的特异性并发症,其中冷冻消融与 PNP 相关性较大,是 CBA 术后最常见的并发症,这主要与右膈神经与右侧肺静脉的解剖关系有关。大多患者呈一过性,少部分患者呈持续状态。随着冷冻消融技术发展及术者手术经验积累,PNP 发生率明显下降,但相较传统射频消融术后 PNP 发生率仍存在较大差距。术后部分膈神经受损的患者(约30%)无明显症状,但是有症状表现的患者均存在呼吸困难,也可表现为呃逆、咳嗽等。目前没有已知的促进膈神经修复的积极治疗手段。术中主要通过膈神经电位监测、触摸腹部感受膈肌搏动及观察膈肌运动来监测膈肌功能,应用 X 射线透视及复合运动动作电位对膈肌功能监测也有一定帮助。术中监测到膈肌功能减弱或停止,立即停止冷冻,绝大多数患者出院时膈肌能恢复如常,如仍未恢复,院外继续随诊,建议术后 1 个月、3 个月、6 个月复查胸部 X 射线透视。持续 1 年以上的 PNP 极少见,永久性 PNP 罕见。目前有研究报道,运用 PST 技术在肺静脉前庭部位行冷冻消融可减少 PNP 的发生。

六、肺静脉狭窄

PVS 是房颤消融术后常见的并发症,可在30%以上的术后患者中发现,但主要发生于射频消融术后(图11-1)。并且随着冷冻消融技术发展与相关认识水平的提高,PVS 在 CBA 术后已经很少发生。目前大多数文献将肺静脉管腔狭窄 50% 以上定义为 PVS。PVS 的临床表现无特异性,包括胸痛、呼吸困难、咳嗽、咯血反复发作且抗生素治疗无效的肺炎等。同时,PVS 出现的时间波动性较大,有临床研究发现,部分患者术后几小时即出现,也可出现在术后几个月。CBA 术后多为肺静脉轻度狭窄,且患者基本无症状。有上述症状的房颤消融术后患者可通过 TEE 筛查、肺静脉造影明确诊断。PVS 目前还没有特异的治疗标准,临床实际中根据患者的症状、病变严重程度可选择药物抗凝、肺静脉球囊扩张+支架植入、外科治疗。但行介入治疗后,再狭窄概率仍高(30% ~ 50%)。

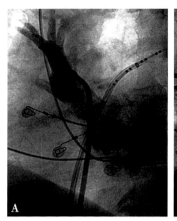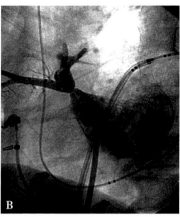

A. 消融术前造影;B. 术后 1 年造影。

图 11-1　射频消融术前和术后 1 年肺静脉狭窄对比

第二节　卒中风险评估与个体化抗凝

一、卒中风险评估

欧洲心脏病学会(European Society of Cardiology,ESC)发布的《2020 ESC 心房颤动诊断及管理指南》新增了 4S-AF 方案对房颤患者进行系统性评估,包括卒中风险(stroke risk)、症状严重性(symptom severity)、AF 负荷(severity of AF burden)、AF 基质严重性(substrate severity)。卒中风险评估可更好地指导患者抗凝方案的制订。目前房颤患者卒中风险评估手段主要包括 CHADS2 评分、CHA2DS2-VASc 评分、ATRIA 评分和 ABC 评分,其中 CHA2DS2-VASc 评分因其操作简便、临床实用性高等优点,成为临床最常用的评分系统。该评分包括以下临床因素(表 11-1):充血性心力衰竭 1 分、高血压 1 分、年龄≥75 岁 2 分、糖尿病 1 分、卒中 2 分、血管病史 1 分、年龄 65 ~ 74 岁 1 分、性别(女性) 1 分。ESC 房颤指南推荐根据该评分进行评估:0 分的男性和 1 分的女性血栓栓塞风险低,不推荐接受抗凝治疗,不推荐任何卒中预防治疗;1 分的男性和 2 分的女性可以考虑抗凝治疗;2 分以上的男性及 3 分以上的女性血栓栓塞风险高,应该接受抗凝治疗。但当患者合并有中度至重度二尖瓣狭窄、肥厚型心肌病或机械性心脏瓣膜置换时,无论 CHA2DS2-VASc 评分结果如何,都需要接受抗凝治疗。

表 11-1 CHA2DS2-VASc 评分表

	危险因素	评分
C	充血性心力衰竭	1
H	高血压	1
A	年龄≥75 岁	2
D	糖尿病	1
S	卒中/TIA/栓塞史	2
V	血管病史	1
A	年龄 65 ~ 74 岁	1
Sc	性别（女性）	1
		最高评分 9 分

抗凝治疗后机体处于低凝状态,势必存在出血风险,ESC 房颤指南推荐使用 HAS-BLED 评分进行出血风险评估。该评分包括以下临床因素:不受控制的血压 1 分、异常的肝或肾功能各 1 分、卒中 1 分、出血史 1 分、不稳定的国际标准化比率(international normalized ratio,INR)1 分、年龄>65 岁 1 分、同时使用抗血小板药物 1 分、使用非甾体抗炎药 1 分、过度饮酒 1 分。若评分≥3 分则意味着出血风险高。需要注意的是,即使出血风险较高也不意味着立即停止抗凝治疗,因为高出血风险的患者其栓塞风险更高。多项大型 AF 抗凝随机试验结果显示,抗凝出血相关死亡率的年风险为 2% ~ 3%。但即便是高出血风险的患者,抗凝治疗仍可取得临床净获益。在临床实践中,应加强动态凝血功能监测,及时对可逆的临床因素进行处理,合理应用抗凝药物治疗。

二、个体化抗凝

消融术后不仅要考虑心房颤动疾病本身带来的血栓栓塞风险,还要考虑消融术后心内膜损伤、炎症反应及左心功能延迟恢复带来的急性血栓形成风险。因此,消融术后抗凝治疗可大致分为围术期抗凝、术后长期抗凝。医生应考虑患者偏好、合并症及卒中或出血风险,制订个体化抗凝方案。

（一）抗凝药物选择

口服抗凝药物(oral anticoagulation,OAC)包括华法林和以利伐沙班、达比加群等非维生素 K 拮抗口服抗凝药(non-vitamin K antagonist oral anticoagulant)为代表的新型口服抗凝药(new oral anticoagulation,NOAC)。华法林属于维生素 K 拮抗剂(vitamin K antagonist,VKA),用于瓣膜性(中度以上二尖瓣狭窄、机械瓣置换术后患者)及非瓣膜性房颤抗凝治疗,抗凝效果确切、价格低廉,是临床常用口服抗凝药,已被证明可以有效预防卒中的发生,并降低全因死亡率。但华法林存在有效治疗窗窄、起效较慢、半衰期长的特点,且服用后易受多种因素影响(如药物、食物、遗传等),服用华法林的患者应定期监测 INR 并调整剂量,以维持 INR 在治疗目标(2.0~3.0)之内。有研究发现我国华法林使用比例及达标率均不理想,这可能与患者依从性差及对出血并发症的过分担忧有关。

由于 NOAC 起效更快,通常不需要与肠外抗凝剂桥接,药物或食物相互作用较少,而且不需要常规监测,疗效确切,安全性高,目前已成为非瓣膜性 AF 的首选抗凝药物。在与华法林对照的多项大型临床试验中,NOAC 在疗效、安全性、依从性等方面均显著优于华法林,可使血栓栓塞的风险降低 19%,使颅内出血风险降低 50%,全因死亡率降低 10%。目前 NOAC 代表药物共有 4 种,包括直接抑制凝血酶的达比加群,以及抑制 Xa 因子的利伐沙班、阿哌沙班和艾多沙班。

双联抗血小板药物治疗虽可降低一定的房颤患者卒中风险,但显著增加大出血风险,抗血小板单药使用不能降低房颤脑卒中风险,因此抗血小板药物不推荐用于房颤相关脑卒中的预防。

(二)围术期抗凝治疗

研究显示,不间断口服抗凝药物治疗较传统的桥接方案能够显著降低出血与血栓栓塞风险。在非瓣膜性房颤射频消融术围术期,不间断非维生素 K 拮抗口服抗凝药治疗与不间断华法林治疗在减少血栓栓塞事件与降低出血风险方面结果相似。

以下为 2017 年 HRS/EHRA/APHRS 抗凝指南内容。

术前:对发作时间>48 h 或发作时间不详的房颤患者,应当规范抗凝治疗 3 周以上。术前口服 VKA 抗凝达标(INR 2.0~3.0)的患者,继续原抗凝方案。对未规范抗凝治疗的窦性心律患者,则建议行 TEE 检查排除血栓。

术中:通过调整肝素量使 ACT 维持在 250~350 s。有研究发现,房间隔穿刺成功即刻予以负荷量的肝素抗凝,鞘管仍可见血栓形成。国内目前采用放射线透视指导进行房间隔穿刺,静脉注射肝素时机一般选在穿刺成功后。

术后:术后充分止血 4~6 h 后,并排除出血、心脏压塞等早期急性严重并发症,应立即恢复抗凝治疗。才开始启用华法林抗凝的患者,需要使用低分子量肝素桥接,直到 INR 达标。术前未规律抗凝治疗的患者,推荐口服 NOAC 抗凝治疗。目前,无论血栓风险高低,推荐口服抗凝药至少 2 个月。

(三)术后长期抗凝

消融术 2 个月后的长期抗凝方案,目前大多数指南推荐根据 CHA2DS2-VASc 卒中风险评分决定是否需要长期抗凝。在高危患者(CHA2DS2-VASc 评分≥2 分的男性或≥3 分的女性)中无限期地持续口服抗凝药物似乎是最安全的策略。然而关于导管消融后抗凝治疗的必要性和持续时间的数据有限,因此在临床实践中,消融术后长期抗凝治疗管理存在较大差异。有证据显示,高血栓栓塞风险患者停用口服抗凝药物后血栓栓塞风险增加,而低血栓栓塞风险患者停用口服抗凝药物后血栓栓塞风险未见明显增加,但长期口服抗凝药物则出血风险显著增加。在消融术后 3 个月,排除房颤复发、无血栓栓塞事件发生及糖尿病病史的患者,停用抗凝药物可能是安全的。目前房颤消融术后长期抗凝治疗决策亟待进一步研究。

第三节 术后心律监测

相较常规的药物治疗,CBA 手术能使大多数患者获取较大收益,已成为心房颤动的一线治疗手段,但术后有较高的复发率(25% ~ 40%),复发率因术前房颤类型及术后心律随访手段不同存在一定差异。心律监测是评估 CBA 手术成功与否与复发的重要手段,并据此调整抗心律失常药物(anti-arrhythmic drugs, AAD)的使用。消融术后 3 个月内(≤90 d)不服用抗心律失常药物的条件下,无持续 30 s 的快速性房性心律失常是目前公认的房颤消融成功的定义。消融术后复发分为早期复发(术后 3 个月内)、晚期复发(术后 4 个月 ~ 1 年)与远期复发(1 年以后)。各阶段复发的机制不同,需按照机制差异化管理。

CBA 术后的 3 个月观察发现,约 60% 的复发可自行消失,约 75% 的复发无症状,在此期间发生的房速、房颤、房扑称为早期复发,早期复发不纳入总复发率的计算,此期也由此叫作"空白期"。可能与术后心肌水肿、炎症反应、肺静脉的传导恢复、肺静脉的不完全隔离、消融术后的延迟效应、心脏神经功能紊乱及非肺静脉病灶触发相关。因此,"空白期"复发一般不推荐期再次消融,但当患者术后症状仍严重,甚至出现血流动力学障碍,并且复发机制明确时,可考虑空白期再次消融。

消融术后 4 个月 ~ 1 年内出现持续 30 s 以上快速型房性心律失常称为晚期复发。此期复发多与肺静脉的传导恢复有关,又或者存在非肺静脉病灶,这可能是肺静脉传导未恢复患者复发的主要原因。

消融术后 1 年以后复发称为远期复发,多与肺静脉传导恢复、心房基质变化、非肺静脉病灶存在有关。

有临床意义的术后复发应该及早干预。有研究显示,早期复发与晚期复发显著相关。并且早期复发的时间、负荷对晚期复发均有预测价值。据此,冷冻消融术后最少随访 1 年,至少随访 3 次,如术后 3、6、12 个月,以后每年至少随访 1 次。随访内容包括 12 导联心电图检查、24 h 动态心电图检查。建议长期随访,1 年后可每半年 1 次 24 h 动态心电图和心电图检查。随访期间如出现症状,应立即行心电图检查或心电事件记录。

术后短期应用抗心律失常药物可降低"空白期"房性心律失常发作,但对预防复发无效,3 个月之后是否使用抗心律药物主要根据患者的临床情况决定。目前对术后 AAD 的规范化运用尚无明确定论。房颤晚期复发 AAD 同术前使用。有研究显示,远期复发多为阵发性快速型房性心律失常,对 AAD 反应较好,再次手术成功率高。据此,晚期复发与远期复发的患者经药物治疗不佳,可再次行房颤消融术。需要注意的是,晚期复发与远期复发均可能有非肺静脉病灶存在,再次手术应详细行电生理检查明确病因并行针对性治疗。CBA 术后,对有心电事件记录或停用抗凝治疗的患者,除了定期随访,还需强化监测,可穿戴监测装置如心电监测功能的手表或手环、心电监测贴片。新的技术和理念,如可穿戴设备、远程医疗和人工智能技术的应用,为疾病管理带来重大变革,有较大应用前景。

第四节　房颤相关疾病综合管理及生活方式干预

2017 年,Lip 教授提出房颤更优管理(atrial fibrillation better care,ABC)路径(图 11-2),A 即抗凝/预防卒中治疗,为 CHA2DS2-VASc 评分≥1 分(男性)和 CHA2DS2-VASc 评分≥2 分(女性)的患者提供合适的抗凝治疗以预防卒中风险;B 即更优的症状管理,涉及以患者和症状为中心的方法共同决策心率或心律的管理;C 即降低心血管和共病风险的管理,包括心血管疾病相关危险因素及合并疾病的管理。目前 ABC 路径已正式写入《2020 年欧洲心脏病学会心房颤动管理指南》及 2021 年亚洲房颤卒中预防指南。对心房颤动患者进行长期综合管理有重要意义,可最大限度地提高患者生活质量和改善房颤预后。因此,房颤治疗不能只关注房颤本身,还应该关注其相关危险因素控制及合并症的治疗。

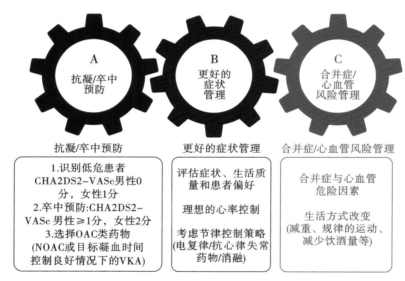

图 11-2　房颤综合管理 ABC 路径

目前已知的房颤的危险因素大多数是可控的,例如,肥胖、高血压、糖尿病、睡眠呼吸暂停综合征、冠心病、心力衰竭、吸烟与饮酒等。关注危险因素控制,如控制血压、血糖、血脂,减重,控制阻塞性睡眠呼吸暂停,等。关注生活方式的改进,如戒烟、限酒、健康饮食、合理运动、保持精神健康等综合因素的干预。对房颤患者进行综合管理,可显著降低房颤复发率及复发房颤的负荷。

(曹文斋　张　婷)

参考文献

[1] HINDRICKS G, POTPARA T, DAGRES N, et al. 2020 ESC Guidelines for the diagnosis and management of atrial fibrillation developed in collaboration with the European Association of Cardio-Thoracic Surgery (EACTS) [J]. Eur Heart J, 2021, 42(5): 373-498.

[2] PACKERD L, KOWAL R C, WHEELAN K R, et al. Cryoballoon ablation of pulmonary veins for paroxysmal atrial fibrillation: first results of the North American Arctic Front (STOP AF) pivotal trial [J]. Journal of the American College of Cardiology, 2013, 61(16): 1713-1723.

[3] KUCKK H, FÜRNKRANZ A, JULIAN CHUN K R, et al. Cryoballoon or radiofrequency ablation for symptomatic paroxysmal atrial fibrillation: reintervention, rehospitalization, and quality-of-life outcomes in the fire and ice trial [J]. European Heart Journal, 2016, 37(38): 2858-2865.

[4] ANDRADEJ G, CHAMPAGNE J, DUBUC M, et al. Cryoballoon or radiofrequency ablation for atrial fibrillation assessed by continuous monitoring: a randomized clinical trial [J]. Circulation, 2019, 140(22): 1779-1788.

[5] BOVEDA S, METZNER A, NGUYEND Q, et al. Single-procedure outcomes and quality-of-life improvement 12 months post-cryoballoon ablation in persistent atrial fibrillation: results from the multicenter CRYO4PERSISTENT AF trial [J]. JACC Clinical Electrophysiology, 2018, 4(11): 1440-1447.

[6] KUCKK H, ALBENQUE J P, CHUN K J, et al. Repeat ablation for atrial fibrillation recurrence post cryoballoon or radiofrequency ablation in the fire and ice trial [J]. Circulation Arrhythmia and Electrophysiology, 2019, 12(6): e007247.

[7] BENALI K, KHAIRY P, HAMMACHE N, et al. Procedure-related complications of catheter ablation for atrial fibrillation [J]. Journal of the American College of Cardiology, 2023, 81(21): 2089-2099.

[8] CAPPATO R, CALKINS H, CHEN S A, et al. Prevalence and causes of fatal outcome in catheter ablation of atrial fibrillation [J]. Journal of the American College of Cardiology, 2009, 53(19): 1798-1803.

[9] VASSILIKOSV P, PAGOURELIAS E D, LAROCHE C, et al. Impact of centre volume on atrial fibrillation ablation outcomes in Europe: a report from the esc ehra eorp atrial fibrillation ablation long-term (AFA LT) registry [J]. Europace, 2021, 23(1): 49-58.

[10] TONCHEVI R, NAM M C Y, GORELIK A, et al. Relationship between procedural volume and complication rates for catheter ablation of atrial fibrillation: a systematic review and

meta-analysis[J]. Europace,2021,23(7):1024-1032.

[11]TILZR R,SCHMIDT V,PÜRERFELLNER H,et al. A worldwide survey on incidence, management,and prognosis of oesophageal fistula formation following atrial fibrillation catheter ablation:the POTTER-AF study[J]. European Heart Journal,2023,44(27): 2458-2469.

[12]AYOUB T,EL HAJJARA H,SINGH SIDHU G D,et al. Esophageal temperature during atrial fibrillation ablation poorly predicts esophageal injury:an observational study[J]. Heart Rhythm O2,2021,2(6Part A):570-577.

[13]LIU A H,LIN M J,MADURAY K,et al. Clinical manifestations,outcomes,and mortality risk factors of atrial-esophageal fistula:a systematic review[J]. Cardiology,2022,147 (1):26-34.

[14]SCHMIDT M,DORWARTH U,ANDRESEN D,et al. Cryoballoon versus RF ablation in paroxysmal atrial fibrillation:results from the German Ablation Registry[J]. Journal of Cardiovascular Electrophysiology,2014,25(1):1-7.

[15]HERRERASIKLÓDY C,DENEKE T,HOCINI M,et al. Incidence of asymptomatic intracranial embolic events after pulmonary vein isolation:comparison of different atrial fibrillation ablation technologies in a multicenter study[J]. Journal of the American College of Cardiology,2011,58(7):681-688.

[16]黄从新,张澍,黄德嘉,等. 心房颤动:目前的认识和治疗的建议(2018)[J]. 中华心律失常学杂志,2018,4(4):279-346.

[17]VAN BELLE Y,JANSE P,RIVERO-AYERZAM J,et al. Pulmonary vein isolation using an occluding cryoballoon for circumferential ablation:feasibility,complications,and short-term outcome[J]. European Heart Journal,2007,28(18):2231-2237.

[18]RIVAROLAE W R,MOURA E,CHOU M,et al. A novel treatment for esophageal lesions following atrial fibrillation ablation[J]. Journal of Cardiovascular Electrophysiology,2021, 32(3):713-716.

[19]GUIOT A,SAVOURÉ A,GODIN B,et al. Collateral nervous damages after cryoballoon pulmonary vein isolation[J]. Journal of Cardiovascular Electrophysiology,2012,23(4): 346-351.

[20]MOL D,HOUTERMAN S,BALTJ C,et al. Complications in pulmonary vein isolation in the Netherlands Heart Registration differ with sex and ablation technique[J]. Europace, 2021,23(2):216-225.

[21]SACHER F,MONAHAN K H,THOMAS S P,et al. Phrenicnerve injury after atrial fibrillation catheter ablation:characterization and outcome in a multicenter study[J]. Journal of the American College of Cardiology,2006,47(12):2498-2503.

[22]CASADO-ARROYO R,CHIERCHIAG B,CONTE G,et al. Phrenic nerve paralysis during

cryoballoon ablation for atrial fibrillation：a comparison between the first - and second -generation balloon[J]. Heart Rhythm,2013,10(9):1318-1324.

[23]NARUI R,TOKUDA M,MATSUSHIMA M,et al. Incidence and factors associated with the occurrence of pulmonary vein narrowing after cryoballoon ablation[J]. Circulation Arrhythmia and Electrophysiology,2017,10(6):e004588.

[24]MATSUDA J,MIYAZAKI S,NAKAMURA H,et al. Pulmonary vein stenosis after second-generation cryoballoon ablation[J]. Journal of Cardiovascular Electrophysiology,2017,28(3):298-303.

[25]TEUNISSEN C,VELTHUISB K,HASSINK R J,et al. Incidence of pulmonary vein stenosis after radiofrequency catheter ablation of atrial fibrillation[J]. JACC Clinical Electrophysiology,2017,3(6):589-598.

[26]FENDERE A,WIDMER R J,HODGE D O,et al. Assessment and management of pulmonary vein occlusion after atrial fibrillation ablation[J]. JACC Cardiovascular Interventions,2018,11(16):1633-1639.

[27]HINDRICKS G,POTPARA T,DAGRES N,et al. 2020 ESC Guidelines for the diagnosis and management of atrial fibrillation developed in collaboration with the European Associationfor Cardio-Thoracic Surgery (EACTS):the task force for the diagnosis and management of atrial fibrillation of the European Society of Cardiology (ESC) developed with the special contribution of the European Heart Rhythm Association (EHRA) of the ESC[J]. European Heart Journal,2021,42(5):373-498.

[28]GOMEZ-OUTES A,LAGUNAR-RUÍZ J,TERLEIRA-FERNÁNDEZ A I,et al. Causes of death in anticoagulated patients with atrial fibrillation[J]. Journal of the American College of Cardiology,2016,68(23):2508-2521.

[29]LOPESR D,AL-KHATIB S M,WALLENTIN L,et al. Efficacy and safety of apixaban compared with warfarin according to patient risk of stroke and of bleeding in atrial fibrillation:a secondary analysis of a randomised controlled trial[J]. Lancet,2012,380(9855):1749-1758.

[30]CHAOT F,CHAN Y H,TUAN T C,et al. Should oral anticoagulants still be prescribed to patients with atrial fibrillation with a single stroke risk factor but at high bleeding risk? A nationwide cohort study[J]. European Heart Journal Quality of Care and Clinical Outcomes,2022,8(5):588-595.

[31]BERGMARKB A,KAMPHUISEN P W,WIVIOTT S D,et al. Comparison of events across bleeding scales in the ENGAGE AF-TIMI 48 trial[J]. Circulation,2019,140(22):1792-1801.

[32]HARTR G,PEARCE L A,AGUILAR M I. Meta-analysis:antithrombotic therapy to prevent stroke in patients who have nonvalvular atrial fibrillation[J]. Annals of Internal Med-

icine,2007,146(12):857-867.

[33]HOLBROOK A,SCHULMAN S,WITTD M,et al. Evidence-based management of antico-agulant therapy:Antithrombotic Therapy and Prevention of Thrombosis,9th Ed:American College of Chest Physicians Evidence-Based Clinical Practice Guidelines[J]. Chest, 2012,141(2 Suppl):e152S-e184S.

[34]黄碧瑜,曾卫强,谭桂林,等.利伐沙班与华法林预防非瓣膜性心房颤动患者脑卒中的成本效果分析[J].临床合理用药杂志,2019,5(16):57-58.

[35]CONNOLLYS J,EZEKOWITZ M D,YUSUF S,et al. Dabigatran versus warfarin in pa-tients with atrial fibrillation[J]. The New England Journal of Medicine,2009,361(12): 1139-1151.

[36]PATELM R,MAHAFFEY K W,GARG J,et al. Rivaroxaban versus warfarin in nonvalvu-lar atrial fibrillation[J]. The New England Journal of Medicine,2011,365(10):883-891.

[37]CAMM A J,AMARENCO P,HAAS S,et al. XANTUS:a real-world,prospective,observa-tional study of patients treated with rivaroxaban for stroke prevention in atrial fibrillation [J]. European Heart Journal,,2016,37(14):1145-1153.

[38]RUFFC T,GIUGLIANO R P,BRAUNWALD E,et al. Comparison of the efficacy and safe-ty of new oral anticoagulants with warfarin in patients with atrial fibrillation:a meta-anal-ysis of randomised trials[J]. The Lancet,2014,383(9921):955-962.

[39]CONNOLLY S J,POGUE J,HART R G,et al. Effect of clopidogrel added to aspirin in pa-tients with atrial fibrillation[J]. N Engl J Med,2009,360(20):2066-2078.

[40]ACTIVE Investigators,CONNOLLY S J,POGUE J,et al. Effect of clopidogrel added to as-pirin in patients with atrial fibrillation[J]. The New England Journal of Medicine,2009, 360(20):2066-2078.

[41]SJÄLANDER S,SJÄLANDER A,SVENSSON P J,et al. Atrial fibrillation patients do not benefit from acetylsalicylic acid[J]. Europace,2014,16(5):631-638.

[42]BIASE L D,BURKHARDT J D,SANTANGELI P,et al. Periprocedural stroke and bleed-ing complications in patients undergoing catheter ablation of atrial fibrillation with differ-ent anticoagulation management:results from the role of coumadin in preventing thrombo-embolism in atrial fibrillation (AF) patients undergoing catheter ablation (COMPARE) randomized trial[J]. Circulation,2014,129(25):2638-2644.

[43]CALKINS H,HINDRICKS G,CAPPATO R,et al. 2017 HRS/EHRA/ECAS/APHRS/SO-LAECE expert consensus statement on catheter and surgical ablation of atrial fibrillation: executive summary[J]. Heart Rhythm,2017,14(10):e445-e494.

[44]SHAH D. Filamentous thrombi during left-sided sheath-assisted catheter ablations[J]. Europace,2010,12(12):1657-1658.

［45］NOSEWORTHYP A,YAO X X,DESHMUKH A J,et al. Patterns of anticoagulation use and cardioembolic risk after catheter ablation for atrial fibrillation［J］. Journal of the American Heart Association,2015,4(11):e002597.

［46］KARASOY D,GISLASONG H,HANSEN J,et al. Oral anticoagulation therapy after radio-frequency ablation of atrial fibrillation and the risk of thromboembolism and serious bleed-ing:long-term follow-up in nationwide cohort of Denmark［J］. European Heart Journal, 2015,36(5):307-14a.

［47］THEMISTOCLAKIS S,CORRADO A,MARCHLINSKIF E,et al. The risk of thromboem-bolism and need for oral anticoagulation after successful atrial fibrillation ablation［J］. Journal of the American College of Cardiology,2010,55(8):735-743.

［48］YANGW Y,DU X,JIANG C,et al. The safety of discontinuation of oral anticoagulation therapy after apparently successful atrial fibrillation ablation:a report from the Chinese At-rial Fibrillation Registry study［J］. Europace,2020,22(1):90-99.

［49］EITEL C,PIORKOWSKI C,HINDRICKS G. Clinical relevance and management of early recurrences after catheter ablation of atrial fibrillation［J］. Expert Review of Cardiovascu-lar Therapy,2011,9(7):849-852.

［50］KIMY G,BOO K Y,CHOI J I,et al. Early recurrence is reliable predictor of late recur-rence after radiofrequency catheter ablation of atrial fibrillation［J］. JACC Clinical Elec-trophysiology,2021,7(3):343-351.

［51］STEINBERG C,CHAMPAGNE J,DEYELL M W,et al. Prevalence and outcome of early recurrence of atrial tachyarrhythmias in the Cryoballoon vs Irrigated Radiofrequency Cath-eter Ablation (CIRCA-DOSE) study［J］. Heart Rhythm,2021,18(9):1463-1470.

［52］POPAM A,KOTTMAIER M,RISSE E,et al. Early arrhythmia recurrence after catheter ablation for persistent atrial fibrillation:is it predictive for late recurrence?［J］. Clinical Research in Cardiology,2022,111(1):85-95.

［53］KAITANI K,INOUE K,KOBORI A,et al. Efficacy ofantiarrhythmic drugs short-term use after catheter ablation for atrial fibrillation (EAST-AF) trial［J］. European Heart Jour-nal,2016,37(7):610-618.

［54］LIPG Y H. The ABC pathway:an integrated approach to improve AF management［J］. Na-ture Reviews Cardiology,2017,14(11):627-628.

［55］CHAO T F,JOUNG B,TAKAHASHI Y,et al. 2021 focused update consensus guidelines of the Asia Pacific heart rhythm society on stroke prevention in atrial fibrillation:executive summary［J］. Thrombosis and Haemostasis,2022,122(1):20-47.

第十二章

房颤冷冻球囊消融的进展

房颤是临床常见的心律失常之一，流行病学资料显示，我国年龄≥35岁的男性房颤患病率为0.74%，女性为0.72%，总患病率为0.71%，且患病率随年龄增加而增加，75岁以上人群患病率达2.35%。据此估计，我国房颤患者将超过1000万。房颤可导致缺血性脑卒中、心力衰竭，显著增加致残率和死亡率。其治疗主要包括以下3个方面：卒中预防、心室率控制和节律控制。研究证实了早期节律控制在改善房颤患者心血管结局方面的重要价值，而导管消融在节律控制方面优于抗心律失常药物，已成为房颤治疗的主要策略之一。射频消融和冷冻球囊消融是临床中最常用的两种导管消融方法。与射频消融相比，冷冻球囊消融具有导管稳定性更好、损伤连续均匀、学习曲线短等优点，且疗效不劣于射频消融，目前已广泛应用于临床。本文就冷冻球囊消融的使用现状及研究进展做一综述。

第一节　冷冻球囊消融的基本原理及特点

目前临床应用的冷冻剂为压缩的N_2O，其沸点为$-88.48\ ^\circ\text{C}$，在提供足量冷冻效应的同时具有相对安全性。冷冻球囊消融时，液体的N_2O在球囊内完成液-气相转变，在此过程中带走大量与其接触的组织中的热量，依据Joule-Thompson效应，球囊内温度短时间内迅速下降，最低可降至约$-80\ ^\circ\text{C}$，对与球囊接触的肺静脉前庭组织造成冷冻损伤效应，从而形成连续的环形透壁损伤带，达到隔离肺静脉前庭的治疗目标。冷冻的损伤效应可分为一过性或永久性。一过性效应是指当温度下降至不低于$-20\ ^\circ\text{C}$的低温时所致的细胞应激状态及细胞渗透压改变等所导致的细胞功能减退。一过性效应具有可逆性，在细胞温度恢复正常时其冷冻效应消失，细胞功能随即恢复正常。冷冻消融的永久性效应包括低温引起的直接和间接细胞损伤，其中直接细胞损伤主要是通过低温下细胞内外冰晶的形成与破裂引起。当温度降低至$-40\ ^\circ\text{C}$以下时，细胞内液体开始冻结，引起细胞结构的破坏、细胞膜破裂及胞内蛋白质的失活，进而导致不可逆性细胞损伤。在冷冻终止、温度逐步恢复至正常水平的过程中，细胞外液先解冻，通过渗透压介导回流至细胞内，导致细胞内未溶解的冰晶体积增大，加剧了细胞损伤程度并最终导致细胞死亡。冷冻消融的间接细胞损伤主要通过血管介导。目标消融组织部位存在着很多大小不同的血管，在冷冻消融的过程中，这些血管也会受到损伤。在温度不断下降的过程中被冷冻组织内部的循环血量也会减少,其导致的缺氧现象可加重组织损伤。此外,复温过程中血管内血液开始复流,也可导致组织出现再灌注损伤。

第二节　冷冻球囊特性

截至 2024 年 6 月,冷冻球囊产品在国际市场上,以美敦力、波士顿科学的冷冻球囊消融产品为主,在波士顿科学冷冻球囊消融产品上市前,美敦力占据冷冻消融市场的绝对主导地位。国内市场现已有 2 款产品获批上市,分别来自微创电生理、康沣生物。

美敦力公司是将冷冻消融应用于房颤的第一家公司,其产品设计也从一代发展至四代(图 12-1)。第一代冷冻球囊(Arctic Front)于 2010 年获得美国食品药品管理局认证,其特点是有 4 个冷能释放孔,形成"赤道"状有效冷源释放面,其缺点是冷冻范围较小,仅覆盖球囊赤道缘带状面,因此即使球囊贴合紧密,若冷冻范围不在肺静脉前庭上,就无法隔离肺静脉。为解决此问题,第二代冷冻球囊(Arctic Front Advance)的冷能释放孔增至 8 个,有效冷源释放面由带状面改为半球面,也加快了冷能释放速度,提高了冷冻球囊表面温度一致率和冷冻的组织渗透能力。此外,球囊内芯伸缩杆距离由 7 mm 缩小至 2 mm,增加了球囊前半部分的变形能力,提高了对肺静脉口部形态的适应性;冷冻输送鞘前端可折叠段的弯曲度由 90° 增加至 135°,提高了导管的柔韧性,使得球囊更加容易与下肺静脉接触。第四代冷冻球囊(Arctic Front Advance Pro)改进了球囊前端和环形标测导管的构造,球囊的头端长度较第二代球囊缩短了 40%,这一改进更有利于 Achieve 环状电极拉回至靠近肺静脉口部,实时记录肺静脉电位、实时肺静脉隔离(pulmonary vein isolation,PVI)比例提高至 74.7% 和 87.1%。且在某些特殊肺静脉解剖的情况下,短的球囊头端更有利于导管操作。

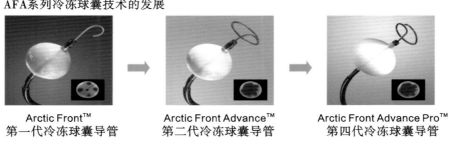

AFA系列冷冻球囊技术的发展

Arctic Front™
第一代冷冻球囊导管
Arctic Front Advance™
第二代冷冻球囊导管
Arctic Front Advance Pro™
第四代冷冻球囊导管

图 12-1　美敦力冷冻球囊产品迭代

近期研发的新型国产冷冻球囊系统改进了冷冻球囊和环形标测导管的设计。国内刘俊教授研究显示,在动物实验中,应用该冷冻球囊系统可实现 88.9%(32/36)的 PVI,提示新型国产冷冻球囊消融系统进行犬 PVI 具有很好的安全性和有效性。

此外,超低温冷冻消融系统是最近出现的一种新型冷冻设备。与传统的低温球囊消融系统相比,超低温冷冻消融系统有以下优势:首先,该系统能够通过在闭环系统中维持和循环接近临界阶段的液氮来实现超低温(-185 ℃),从而产生更快速和更深的心肌损伤;其次,用于超低温冷冻消融的导管比基于球囊的冷冻消融系统更具适应性,可提供多种导管配置(线性、圆形、局灶性或椭圆形),可实现 PVI 和双房线性消融;再次,该系统把冷冻治疗与诊断功能集成为单一导管,近端有 12 个电极位于冷冻部位,远端有 8 个电极位于冷冻部位以外,用于实时电位监测;最后,超低温冷冻消融手术必须在全身麻醉下进行,以方便放置专门的食管加热球囊,从而减少超低温冷冻消融对食管的损害风险。该系统初步的临床试验结果令人振奋,78 例(56.4% 为持续性房颤)房颤患者接受了超低温冷冻消融加后壁消融,并根据需要行左、右心房线性消融。结果显示,超低温冷冻消融的安全性和急性成功率似乎与当前的导管消融技术一致,手术并发症发生率为 1.5%,并且在持续性房颤患者中观察到 1 年无房颤复发率为 85.9%。

第三节　冷冻球囊消融适用范围

一、持续性房颤冷冻球囊消融

在房颤指南中,阵发性房颤是以 PVI 为主要消融策略,而冷冻球囊主要是根据肺静脉解剖结构而设计,因此,冷冻球囊消融最初的适应证为阵发性房颤。近年来,冷冻球囊在房颤治疗中的应用范围扩展至持续性房颤,2014 年冷冻球囊治疗持续性房颤在欧洲获得认证。多项临床试验结果支持了冷冻球囊消融治疗持续性房颤的可行性。其中 2 项随机临床试验,即 NO-PERSAF 试验和 STOP Persistent AF 试验显示冷冻球囊实现 PVI 在治疗持续性及长程持续性房颤方面与阵发性房颤一样安全有效。CRYO4 PERSISTENT AF 研究是前瞻性、多中心、非随机单臂研究,覆盖欧洲 3 个国家(德国、法国、希腊)的 11 家中心,共纳入 101 例持续性房颤,评估应用第二代球囊仅行 PVI 治疗持续性房颤患者单次手术的效果,随访 1 年,其成功率为 60.7%。Reissmann 等纳入 135 例应用第二代冷冻球囊仅行 PVI 治疗的持续性房颤患者,评估使用第二代冷冻球囊治疗持续性房颤的长期疗效,随访 12 个月,其成功率为 75%,随访 18 个月,其成功率为 53%。Sawhney 等纳入了 609 例(持续性房颤 487 例,长程持续性房颤 122 例)行冷冻球囊消融的持续性房颤患者,随访 2 年,其总体成功率 62%,持续性房颤成功率 63%,长程持续性房颤成功率 57.1%。以上研究表明,持续性房颤通过冷冻球囊消融仅行 PVI 有较好的有效性。

持续性房颤患者亦可通过冷冻球囊实现部分线性消融。一项 Meta 分析纳入了 11 项研究中行冷冻球囊消融的 917 例持续性房颤患者,发现无房颤复发的患者占 68.9%,其中仅行 PVI 的患者(524 例)成功率为 67.4%,其他除 PVI 外增加线性消融和(或)基质改良的疗法的成功率为 71.8%。一项前瞻性观察研究报道了 PVI+左心房顶部线消融治疗持续性房颤,随访 37 个月后的成功率为 70.3%。Shao 等一项纳入 879 例持续性房颤患者的荟萃分析显示,平均随访 1 年后,PVI 组与 PVI-plus 组的成功率分别为

55.1%、75.1%。随访 27 个月后,治疗持续性房颤的总成功率为 66.1%,PVI 组为 53.6%,PVI-plus 组为 73.8%。以上研究表明冷冻球囊消融在持续性房颤治疗中有着良好的有效性,且行 PVI 加额外基质消融可能提高手术成功率。

二、房颤非肺静脉触发灶冷冻球囊消融

虽然肺静脉触发灶的电隔离是阵发性房颤消融治疗的基石,但对于某些房颤患者,可能需要进行非肺静脉触发灶的消融。据统计,大约20%的患者存在自发或在应用异丙肾上腺素后诱发非肺静脉触发灶。常见的位置包括上腔静脉、左心耳和左心房游离壁等。去除这些非肺静脉触发灶可能改善持续性房颤患者的长期预后,冷冻球囊消融已被建议应用于上述非肺静脉触发灶的消融。

(一)上腔静脉电隔离

与其他腔静脉一样,上腔静脉包含从心房肌延伸出来的肌袖。这些上腔静脉肌袖表现出自律性和触发活动,大约占非肺静脉触发灶的45%。因此,有人建议将上腔静脉电隔离作为基于冷冻球囊的肺静脉电隔离的一部分。如果要电隔离上腔静脉,上腔静脉和右心房交界处的冷冻消融至关重要,因为近端冷冻消融有可能直接损伤窦房结,远端冷冻消融则会增加膈神经损伤及上腔静脉狭窄的风险。预防的关键在于避免使用近端封闭技术进行远端消融,也可进行膈肌复合运动动作电位监测。

(二)左心耳电隔离

与上腔静脉相似,左心耳也是非肺静脉触发灶的常见部位。左心耳电隔离可改善肺静脉电隔离术后复发性快速型房性心律失常患者的预后,也可改善持续性房颤患者的预后。冷冻球囊可能是一种更好的左心耳电隔离工具,因为冷冻介导的球囊黏附增加了稳定性,并且能够同时进行环形电隔离。左心耳电隔离的潜在并发症包括左主干动脉和左回旋支动脉损伤(位于左心耳腔口 3～7 mm 范围内)、左膈神经损伤和左心耳穿孔。建议在消融前通过无创心脏计算机断层扫描血管造影或有创血管造影确定冠状动脉走向,以避免消融引起冠状动脉痉挛。在左锁骨下起搏时使用膈肌复合运动动作电位监测可避免左膈神经损伤。使用第四代(短尖头)冷冻球囊,并确保环形标测导管位于左心耳近端,可避免左心耳穿孔。在左心耳电隔离后,早期电传导恢复很常见(在多达70%的患者中被观察到),一些研究者建议延长隔离后的观察期或使用腺苷诱发隐匿传导。这些传导恢复通常出现在左心耳口部心肌的前部和上部,因为这部分心肌更厚。左心耳电隔离的最大问题是由左心耳机械性功能障碍导致的血栓栓塞的长期风险。尽管维持窦性心律并使用口服抗凝药,但这一风险似乎持续升高,因此一些研究者建议对所有左心耳电隔离后的患者进行经皮左心耳封堵治疗。

(三)左心房后壁电隔离

由于肺静脉和左心房后壁之间存在共同的胚胎起源,因此左心房后壁电隔离被认为是晚期房颤患者进行 PVI 的辅助治疗方法。电隔离左心房后壁可能干预了非肺静脉触

发灶、房颤基质和神经节丛。既往一项前瞻性队列研究探讨了使用冷冻球囊电隔离左心房后壁的效果。研究表明，与单纯 PVI 相比，使用冷冻球囊电隔离左心房后壁可减少 12 个月时的心律失常复发。然而，最近 Kistler 等比较了持续性房颤行 PVI 联合左心房后壁电隔离与单纯 PVI 的效果，发现在单纯 PVI 的基础上增加左心房后壁电隔离未显著提高 12 个月时仍维持窦性心律的成功率。因此认为，在行持续性房颤消融时不建议经验性增加左心房后壁电隔离。另外，左心房后壁电隔离可使手术时间延长 1 倍，需要额外进行 13.7 次冷冻消融。而且，该手术在技术上具有挑战性，尽管进行了专门的球囊操作和广泛的消融，但仍有 32% 的患者需要射频消融。

第四节　冷冻球囊消融临床研究综述

　　冷冻球囊消融之所以得到广泛认可和普遍应用主要基于早期的 STOP AF 研究。该研究是一项前瞻性、多中心随机对照试验，其将冷冻球囊消融治疗与使用氟卡尼、索他洛尔或普罗帕酮药物治疗（以 2∶1 的比例随机分组）的效果进行了比较。该研究包括 162 例接受第一代冷冻球囊消融治疗的患者和 82 例接受抗心律失常药物治疗的患者，其中 78% 的患者为阵发性房颤，并于术后 12 个月随访时评估两种治疗的有效性。结果显示，12 个月后冷冻球囊消融组的治疗成功率为 70%，而抗心律失常药物组的成功率为 8%。随后，EARLY-AF 试验、Cryo-FIRST 试验及 STOP AF First 试验均比较了冷冻球囊消融与抗心律失常药物治疗阵发性房颤的疗效，这 3 项研究共纳入 724 例患者。研究结果显示，与抗心律失常药物治疗相比，冷冻球囊消融显著降低快速型房性心律失常的再发率，而且冷冻球囊消融在随访 12 个月时有更高的无症状率。以上研究证明冷冻球囊消融是治疗房颤的一种安全有效的替代方法。

　　多项研究也比较了冷冻球囊消融与射频消融的疗效。一项著名的随机对照研究为 FIRE AND ICE 研究，该研究旨在确定在药物难治性阵发性房颤患者中，冷冻球囊消融是否优于射频消融。16 个中心的 762 例房颤患者被随机分为冷冻球囊消融组和射频消融组。其主要研究终点包括房性心律失常复发、需要开始使用抗心律失常药物及 1 年后需再次进行导管消融治疗。结果显示，两组患者上述 3 种情况的发生率比较差异无统计学意义。这一发现表明冷冻球囊消融治疗阵发性心房颤动患者的有效性和安全性不劣于射频导管消融。该研究进一步奠定了冷冻球囊消融治疗阵发性房颤的地位。随后 Ciconte 等进行了一项目的在于对比应用压力感应导管射频消融与第二代冷冻球囊消融治疗持续性房颤有效性的临床研究。该项研究共纳入 100 例药物抵抗的持续性房颤患者，其中 50 例患者接受了第二代冷冻球囊消融，另外 50 例患者接受了射频消融。结果显示，第二代冷冻球囊消融组的手术时间较射频消融组的手术时间短，而 X 射线曝光时间较射频消融组稍长；1 年的随访结果显示，无房性心动过速发生及无抗心律失常药物使用在第二代冷冻球囊消融组达 60%，射频消融组达 56%，两组无明显差异。在 CIRCA-DOSE 研究中，346 名药物难治性阵发性房颤患者随机接受了冷冻球囊消融或射频消融术。这项研究与 FIRE AND ICE 研究有两大不同之处:第一,射频和冷冻消融均采用最新一代导管(分别为接触压力导管和最新一代冷冻球囊);第二,所有患者均接受了植入式循环记录器。结果显示,第 1 年内无房性心律失常复发患者的比例为 53%,而且房颤负荷减少 98%,两种不同消融术式在心律失常复发率和房颤负荷减少方面均无明显差异。从以上研究我们看出,冷冻球囊消融和射频消融治疗房颤的疗效相似。

也有研究评价了冷冻球囊消融对房颤进展的影响。EARLY-AF 研究是一项加拿大多中心研究,该研究纳入 303 例阵发性、未经治疗的房颤患者,随机分配为接受冷冻球囊消融治疗(冷冻消融组 154 例)或接受抗心律失常药物治疗(药物组 149 例),随访时间3 年,并通过植入式循环记录器记录心律情况。结果显示冷冻消融组有 3 例(1.9%)发生持续性房颤,而药物组有 11 例(7.4%)。冷冻消融组 87 例(56.5%)和药物组 115 例(77.2%)发生复发性快速型房性心律失常。这一研究结果表明,与抗心律失常药物相比,使用冷冻消融术作为阵发性房颤的初始治疗可降低持续性房颤或复发性房性心律失常的发生率。另外一项研究共入组 346 例药物难治性阵发性房颤患者,随机分为射频消融术(CF-RF,115 例)组、4 min 冷冻球囊消融术(CRYO-4,115 例)组、2 min 冷冻球囊消融术(CRYO-2,116 例)组,评价冷冻消融与射频消融对房颤进展情况的影响。中位随访时间为 944.0 d,3 组快速型房性心律失常复发率分别为 56.5%、53.9% 和 62.9%,比较无明显差异;与消融前相比,3 组房颤负荷均降低 99% 以上,差异无统计学意义。然而,与冷冻消融组相比,射频消融组术后发生持续性房性心律失常的比例明显较少。

第五节　冷冻球囊消融的并发症及防治进展

一、膈神经麻痹

膈神经麻痹是冷冻球囊消融最常见的并发症,主要发生在右侧肺静脉冷冻消融过程中。右膈神经沿右头臂静脉下降,走行于上腔静脉的右前侧,并穿过右肺静脉、上腔静脉及右心房交界处。右膈神经距离右下肺静脉的最短距离约为 7.8 mm,而距离右上肺静脉的最短距离约为 2.1 mm,因此,在右上肺静脉行冷冻消融时更容易发生膈神经损伤。此外,较大的肺静脉开口、较大的右上肺静脉与右心房右前侧壁间夹角及较小的肺静脉口近端/远端比值也与冷冻消融时膈神经麻痹相关。膈神经麻痹后,轻者无症状;重者可有呼吸困难、活动后气促等临床表现。膈神经损伤主要是由于神经细胞轴突的沃勒(Wallerian)变性。因神经元轴突可以再生修复,膈神经损伤绝大多数是可逆的,多数膈神经麻痹患者可在术中或术后 12 个月内自行恢复,永久性膈神经麻痹的发生率仅为0.37%。随着术者经验不断丰富、术中对膈神经功能的严密监测(如膈肌搏动),膈神经麻痹的发生率已明显降低。

最常用的膈神经监测方法是起搏监测,通过将起搏电极放置在上腔静脉内(临床上最常用的部位为右锁骨下静脉水平,此部位是膈神经经过的位置,且起搏电极较稳定不容易移位),应用最大输出能量和脉宽,通过手指触压患者腹部感受膈肌搏动来监测膈神经功能。在冷冻消融中,一旦发现膈肌运动减弱或消失,立即停止冷冻,使组织尽快复温,防止损伤进一步加重。若膈神经功能在数分钟内恢复,可以重新定位球囊位置继续治疗。其他监测膈神经功能的方法包括应用膈肌复合运动动作电位、将心腔内超声仪探头放置在肝区观察膈肌运动或 X 射线透视观察膈肌运动等。

二、心房食管瘘

食管的位置邻近左心房后壁,射频和冷冻消融均可发生食管损伤。按程度不同,分别可表现为食管红斑、食管溃疡或心房食管瘘。心房食管瘘是房颤冷冻消融相关的罕见并发症之一,其发生率低于 0.01%,但其死亡率可达 64%。由于解剖上的毗邻关系,心房食管瘘通常发生于消融左侧肺静脉后。球囊在左下肺静脉的贴靠较左上肺静脉更困难,需要施加向后的推力,因此在消融左下肺静脉时更容易发生损伤。食管损伤相关的因素包括冷冻时间较长(超过 4 min)、冷冻次数过多(同一根肺静脉连续冷冻超过 2 次)及最低温度过低(低于-60 ℃)等。针对最小化食管损伤风险的建议包括术前应用食管吞钡造影显示食管位置、减少球囊导管的压力、减少能量应用的持续时间、术中食管腔温度实时监测、应用质子泵抑制剂等。该并发症一旦发生,早期识别及尽早外科干预是成功救治的关键。

三、肺静脉狭窄

肺静脉狭窄曾经是房颤射频消融的主要并发症之一,然而近年随着术者经验的不断丰富及器械的进展,目前房颤射频消融术后肺静脉狭窄的发病率已明显降低。冷冻球囊消融的出现有助于进一步减少这种与手术相关的并发症。然而,越来越多的数据显示,冷冻球囊消融并不能完全避免肺静脉狭窄。一项 2021 年发表的纳入 2336 例患者的荟萃分析显示,导致症状和需要干预的显著肺静脉狭窄的总体发生率为 0.17%。国内丁立刚教授统计了北京阜外医院房颤患者冷冻消融后肺静脉狭窄的发生率,并探讨了导致肺静脉狭窄的相关影响因素。结果显示,31.8%的患者出现肺静脉狭窄,其中轻度狭窄 86.7%,中重度狭窄 13.3%,并发现术前肺静脉口面积较大和术中最低冷冻温度较低与冷冻球囊消融术后肺静脉狭窄风险增加相关。

肺静脉狭窄的症状取决于狭窄程度及狭窄肺静脉血管的个数,通常表现为活动后气促、咳嗽、咯血和反复发作的抗生素治疗无效的肺炎等,多在术后 1 周至数月内出现。随着疾病进展,可以出现肺动脉高压的症状和体征。有房颤消融史的患者出现上述症状后均应评估是否存在肺静脉狭窄,经食管超声心动图检查可初步筛查,而肺静脉造影则可明确诊断。CT 和 MR 增强扫描具有诊断价值。若患者发生了重度的肺静脉狭窄,可能需要植入肺静脉支架。然而即便及时治疗,仍有很大概率发生肺静脉再狭窄。

若肺静脉开口过大或球囊选择过小,使得消融发生在肺静脉更深的位置时,会增加肺静脉狭窄的发生率,而冷冻时间过长也会增加肺静脉狭窄的发生率。因此消融期间应避免球囊置入过深,同时尽量缩短冷冻时间以减少肺静脉狭窄的发生。

此外,冷冻球囊消融操作中还可能发生空气栓塞、支气管损伤、心脏压塞,以及外周血管操作相关的并发症,如穿刺处出血、局部血肿、动脉瘤形成等。术者应做到早期识别相关并发症,并熟练掌握应对方式。

房颤冷冻球囊消融通过低温冷冻形成环肺静脉损伤,达到肺静脉隔离,在房颤一线治疗策略中优于抗心律失常药物治疗,其安全性和有效性与房颤射频消融术相当,而且因其具有操作简单、学习周期短、较少依赖术者的经验等优势,在临床上已得到广泛的应用。虽然冷冻球囊主要根据肺静脉解剖结构而设计,早期主要应用于阵发性房颤,然而近年其适应证已扩展至持续性房颤。随着新一代冷冻设备及超低温冷冻系统的应用,房颤冷冻消融技术必将更广泛地应用于临床,使更多患者受益。

（吴金涛　张雷明）

参考文献

[1] ZHANG S. Atrial fibrillation in mainland China：epidemiology and current management [J]. Heart,2009,95(13)：1052-1055.

[2] LLOYD-JONES D M,WANG T J,LEIP E P,et al. Lifetime risk for development of atrial fibrillation：the Framingham Heart Study[J]. Circulation,2004,110(9)：1042-1046.

[3] RUTTEN-JACOBS L C A,ARNTZ R M,MAAIJWEE N A M,et al. Long-term mortality after stroke among adults aged 18 to 50 years[J]. JAMA,2013,309(11)：1136-1144.

[4] KIRCHHOF P,CAMM A J,GOETTE A,et al. Early rhythm-control therapy in patients with atrial fibrillation[J]. The New England Journal of Medicine,2020,383(14)：1305-1316.

[5] TURAGAM M K,MUSIKANTOW D,WHANG W,et al. Assessment of catheter ablation or antiarrhythmic drugs for first-line therapy of atrial fibrillation：a meta-analysis of randomized clinical trials[J]. JAMA Cardiology,2021,6(6)：697-705.

[6] KUCK K H,BRUGADA J,FÜRNKRANZ A,et al. Cryoballoon or radiofrequency ablation for paroxysmal atrial fibrillation[J]. The New England Journal of Medicine,2016,374(23)：2235-2245.

[7] MAZUR P. Physical and temporal factors involved in the death of yeast at subzero temperatures[J]. Biophysical Journal,1961,1(3)：247-264.

[8] MAZUR P. Freezing of living cells：mechanisms and implications[J]. The American Journal of Physiology,1984,247(3 Pt 1)：C125-C142.

[9] FÜRNKRANZ A,BORDIGNON S,SCHMIDT B,et al. Improved procedural efficacy of pul-

monary vein isolation using the novel second-generation cryoballoon[J]. Journal of Cardiovascular Electrophysiology,2013,24(5):492-497.

[10]刘俊,方丕华.从循证医学证据看冷冻球囊消融治疗心房颤动的临床应用[J].中国介入心脏病学杂志,2017,25(2):111-113.

[11]MOLTRASIO M,SICUSO R,FASSINI G M,et al. Acute outcome after a single cryoballoon ablation:comparison between Arctic Front Advance and Arctic Front Advance PRO[J]. Pacing and Clinical Electrophysiology,2019,42(7):890-896.

[12]CHIERCHIA G B,MUGNAI G,STRÖKER E,et al. Incidence of real-time recordings of pulmonary vein potentials using the third-generation short-tip cryoballoon[J]. Europace, 2016,18(8):1158-1163.

[13]ASSAF A,BHAGWANDIEN R,SZILI-TOROK T,et al. Comparison of procedural efficacy,balloon nadir temperature,and incidence of phrenic nerve palsy between two cryoballoon technologies for pulmonary vein isolation:a systematic review and meta-analysis[J]. Journal of Cardiovascular Electrophysiology,2021,32(9):2424-2431.

[14]刘俊,李维昇,龚杰,等.新型国产冷冻球囊消融系统进行犬肺静脉电隔离的实验研究[J].中国循环杂志,2023,38(8):861-866.

[15]ANDRADE J G,DEYELL M W,DUBUC M,et al. Cryoablation as a first-line therapy for atrial fibrillation:current status and future prospects[J]. Expert Review of Medical Devices,2022,19(8):623-631.

[16]DE POTTER T,KLAVER M,BABKIN A,et al. Ultra-low temperature cryoablation for atrial fibrillation:primary outcomes for efficacy and safety the cryocure-2 study[J]. JACC Clinical Electrophysiology,2022,8(8):1034-1039.

[17]SHI L B,ROSSVOLL O,TANDE P,et al. Cryoballoon vs. radiofrequency catheter ablation:insights from NOrwegian randomized study of PERSistent Atrial Fibrillation (NO-PERSAF study) [J]. Europace,2022,24(2):226-233.

[18]SU W W,REDDY V Y,BHASIN K,et al. Cryoballoon ablation of pulmonary veins for persistent atrial fibrillation:results from the multicenter STOP persistent AF trial[J]. Heart Rhythm,2020,17(11):1841-1847.

[19]BOVEDA S,METZNER A,NGUYEN D Q,et al. Single-procedure outcomes and quality-of-life improvement 12 months post-cryoballoon ablation in persistent atrial fibrillation results from the multicenter CRYO4PERSISTENT AF trial[J]. JACC Clinical Electrophysiology,2018,4(11):1440-1447.

[20]SAWHNEY V,SCHILLING R J,PROVIDENCIA R,et al. Cryoablation for persistent and longstanding persistent atrial fibrillation:results from a multicentre European registry[J]. Europace,2020,22(3):375-381.

[21]REISSMANN B,PLENGE T,HEEGER C H,et al. Predictors of freedom from atrial ar-

rhythmia recurrence after cryoballoon ablation for persistent atrial fibrillation：a multicenter study［J］. Journal of Cardiovascular Electrophysiology,2019,30(9):1436-1442.

［22］OMRAN H,GUTLEBEN K J,MOLATTA S,et al. Second generation cryoballoon ablation for persistent atrial fibrillation：an updated meta-analysis［J］. Clinical Research in Cardiology,2018,107(2):182-192.

［23］AKKAYA E,BERKOWITSCH A,ZALTSBERG S,et al. Second-generation cryoballoon ablation for treatment of persistent atrial fibrillation：three-year outcome and predictors of recurrence after a single procedure［J］. Journal of Cardiovascular Electrophysiology, 2018,29(1):38-45.

［24］SHAO M J,SHANG L X,SHI J,et al. The safety and efficacy of second-generation cryoballoon ablation plus catheter ablation for persistent atrial fibrillation：a systematic review and meta-analysis［J］. PLoS One,2018,13(10):e0206362.

［25］LIN D,FRANKEL D S,ZADO E S,et al. Pulmonary vein antral isolation and nonpulmonary vein trigger ablation without additional substrate modification for treating longstanding persistent atrial fibrillation［J］. Journal of Cardiovascular Electrophysiology, 2012, 23(8):806-813.

［26］DIXIT S,MARCHLINSKI F E,LIN D,et al. Randomized ablation strategies for the treatment of persistent atrial fibrillation：RASTA study［J］. Circulation Arrhythmia and Electrophysiology,2012,5(2):287-294.

［27］HIGUCHI K,YAMAUCHI Y,HIRAO K,et al. Superior vena cava as initiator of atrial fibrillation：factors related to its arrhythmogenicity［J］. Heart Rhythm,2010,7(9):1186-1191.

［28］YORGUN H,CANPOLAT U,OKŞUL M,et al. Long-term outcomes of cryoballoon-based left atrial appendage isolation in addition to pulmonary vein isolation in persistent atrial fibrillation［J］. Europace,2019,21(11):1653-1662.

［29］ROMERO J,NATALE A,DI BIASE L. How to perform left atrial appendage electrical isolation using radiofrequency ablation［J］. Heart Rhythm,2018,15(10):1577-1582.

［30］BORDIGNON S,CHEN S J,PERROTTA L,et al. Durability of cryoballoon left atrial appendage isolation：acute and invasive remapping electrophysiological findings［J］. Pacing and Clinical Electrophysiology,2019,42(6):646-654.

［31］ARYANA A,BAKER J H,ESPINOSA GINIC M A,et al. Posterior wall isolation using the cryoballoon in conjunction with pulmonary vein ablation is superior to pulmonary vein isolation alone in patients with persistent atrial fibrillation：a multicenter experience［J］. Heart Rhythm,2018,15(8):1121-1129.

［32］KISTLER P M,CHIENG D,SUGUMAR H,et al. Effect of catheter ablation using pulmonary vein isolation with *vs.* without posterior left atrial wall isolation on atrial arrhythmia recurrence in patients with persistent atrial fibrillation: the CAPLA randomized clinical trial[J]. JAMA, 2023, 329(2): 127-135.

[33] PACKER D L, KOWAL R C, WHEELAN K R, et al. Reply: cryoballoon ablation: first results of North American STOP AF pivotal trial[J]. Journal of the American College of Cardiology, 2013, 62(14): 1307-1308.

[34] ANDRADE J G, CHAMPAGNE J, DEYELL M W, et al. A randomized clinical trial of early invasive intervention for atrial fibrillation (EARLY-AF) - methods and rationale[J]. American Heart Journal, 2018, 206: 94-104.

[35] KUNISS M, PAVLOVIC N, VELAGIC V, et al. Cryoballoon ablation vs. antiarrhythmic drugs: first-line therapy for patients with paroxysmal atrial fibrillation[J]. Europace, 2021, 23(7): 1033-1041.

[36] WAZNI O M, DANDAMUDI G, SOOD N, et al. Cryoballoon ablation as initial therapy for atrial fibrillation[J]. The New England Journal of Medicine, 2021, 384(4): 316-324.

[37] KUCK K, BRUGADA J, ALBENQUE J. Cryoballoon or radiofrequency ablation for atrial fibrillation[J]. The New England Journal of Medicine, 2016, 375(11): 1100-1101.

[38] CICONTE G, BALTOGIANNIS G, DE ASMUNDIS C, et al. Circumferential pulmonary vein isolation as index procedure for persistent atrial fibrillation: a comparison between radiofrequency catheter ablation and second-generation cryoballoon ablation[J]. Europace, 2015, 17(4): 559-565.

[39] ANDRADE J G, CHAMPAGNE J, DUBUC M, et al. Cryoballoon or radiofrequency ablation for atrial fibrillation assessed by continuous monitoring: a randomized clinical trial [J]. Circulation, 2019, 140(22): 1779-1788.

[40] ANDRADE J G, DEYELL M W, MACLE L, et al. Progression of atrial fibrillation after cryoablation or drug therapy[J]. The New England Journal of Medicine, 2023, 388(2): 105-116.

[41] ANDRADE J G, DEYELL M W, KHAIRY P, et al. Atrial fibrillation progression after cryoablation vs. radiofrequency ablation: the CIRCA-DOSE trial[J]. European Heart Journal, 2024, 45(7): 510-518.

[42] 胡文瑛, 吴立群. 心房颤动冷冻球囊消融术中发生膈神经损伤二例[J]. 中国心脏起搏与心电生理杂志, 2015, 29(2): 187-188.

[43] SÁNCHEZ-QUINTANA D, CABRERA J A, CLIMENT V, et al. How close are the phrenic nerves to cardiac structures? Implications for cardiac interventionalists[J]. Journal of Cardiovascular Electrophysiology, 2005, 16(3): 309-313.

[44] SAITOH Y, STRÖKER E, IRFAN G, et al. Fluoroscopic position of the second-generation cryoballoon during ablation in the right superior pulmonary vein as a predictor of phrenic nerve injury[J]. Europace, 2016, 18(8): 1179-1186.

［45］ANDRADE J G,DUBUC M,FERREIRA J,et al. Histopathology of cryoballoon ablation-induced phrenic nerve injury［J］. Journal of Cardiovascular Electrophysiology,2014,25(2):187-194.

［46］ANDRADE J G,KHAIRY P,GUERRA P G,et al. Efficacy and safety of cryoballoon ablation for atrial fibrillation:a systematic review of published studies［J］. Heart Rhythm,2011,8(9):1444-1451.

［47］中华医学会心电生理和起搏分会,中国医师协会心律学专业委员会. 经冷冻球囊导管消融心房颤动中国专家共识［J］. 中华心律失常学杂志,2020,24(2):96-112.

［48］FRANCESCHI F,DUBUC M,GUERRA P G,et al. Diaphragmatic electromyography during cryoballoon ablation:a novel concept in the prevention of phrenic nerve palsy［J］. Heart Rhythm,2011,8(6):885-891.

［49］LAKHANI M,SAIFUL F,BEKHEIT S,et al. Use of intracardiac echocardiography for early detection of phrenic nerve injury during cryoballoon pulmonary vein isolation［J］. Journal of Cardiovascular Electrophysiology,2012,23(8):874-876.

［50］CALKINS H,KUCK K H,CAPPATO R,et al. 2012 HRS/EHRA/ECAS expert consensus statement on catheter and surgical ablation of atrial fibrillation:recommendations for patient selection, procedural techniques, patient management and follow-up, definitions, endpoints, and research trial design［J］. Journal of Interventional Cardiac Electrophysiology,2012,33(2):171-257.

［51］JOHN R M,KAPUR S,ELLENBOGEN K A,et al. Atrioesophageal fistula formation with cryoballoon ablation is most commonly related to the left inferior pulmonary vein［J］. Heart Rhythm,2017,14(2):184-189.

［52］FINSTERER J,STÖLLBERGER C,PULGRAM T. Neurological complications of atrioesophageal fistulas:postprandial insults, epilepsy and meningitis［J］. Nervenarzt,2011,82(2):198-201.

［53］ARTEYEVA N V. Dispersion of ventricular repolarization:temporal and spatial［J］. World Journal of Cardiology,2020,12(9):437-449.

［54］夏雨,王凤阳,丁立刚,等. 心房颤动患者冷冻球囊消融术后肺静脉狭窄的影响因素分析［J］. 中国循环杂志,2023,38(4):427-433.

第十三章

病例精选

近年来,冷冻球囊消融技术在房颤的治疗中取得了显著进展,并逐渐成为临床上的重要治疗手段。我国冷冻球囊消融术开展已超过七万余例,治疗的房颤类型从阵发性房颤突破至持续性房颤,冷冻球囊消融的术式从最早的单纯环肺静脉隔离突破到现在的前庭扩大、分段隔离等,冷冻球囊消融覆盖的组织也从肺静脉突破至左心房顶部、左心房后壁、上腔静脉等位置。冷冻球囊消融术有了长足的发展。

目前,许多一线临床工作医生对冷冻球囊消融术只是听说或者是有大致的了解,缺乏实际操作经验;一些开展射频消融术较多的临床医生会认为冷冻的治疗范围有限,认为冷冻球囊消融术"上限低";一些开展冷冻球囊消融术不久的临床医生关于球囊操作、冷冻部位方面也存在众多疑问。我们针对临床工作中存在的众多实际问题,精选出13个病例,既有阵发性房颤的冷冻球囊消融,也有持续性房颤的冷冻球囊消融,既有肺静脉隔离,也有非肺静脉位置(如上腔静脉、左心房顶部)的隔离,病例中关于球囊导管、导管鞘的操作都有详细的阐述。我们希望通过这13个病例的展现,能让众多一线临床工作者感受到,冷冻球囊消融治疗房颤,不仅仅是针对常规患者每根肺静脉冷冻一次,有手术短、平、快的优势,针对肺静脉解剖变异较大、持续性房颤患者,冷冻球囊消融也有独特的操作方式及手术策略,可以更好地解决问题。

病例一 多分支复杂右下肺静脉冷冻球囊消融

【病史摘要】

患者女性,69岁,因"间断性心慌3年余,加重2个月"入院。3年前无明显诱因出现心慌,呈阵发性,持续约数分钟,无胸闷、胸痛,无头晕、头痛、黑蒙,未在意,未治疗。其间心慌反复发作,2个月前无明显诱因再次出现心慌,阵发性,症状较前加重。当地医院给予药物治疗,效果欠佳。为进一步诊疗来我院,门诊以"心律失常 心房颤动"为诊断收入院。入院后血常规、肝肾功能、凝血功能、甲状腺功能、电解质、BNP等检查未见异常。

既往高血压病史 1 年,血压最高 160/110 mmHg,长期服用降压药物,血压维持在 120/80 mmHg。

【诊疗过程】

患者术前常规心电图(图 13-1)提示心房颤动。心脏彩超检查结果(图 13-2)示左心房前后径 38 mm,LVEF 61%。肺静脉及左心房 CTA 未见血栓形成,肺静脉特征(图 13-3):肺静脉走向整体偏平,左上肺静脉扭曲,关注顶部贴靠和干预;左下肺静脉较扁平且有小程度扭曲;右上肺静脉有下分支,必要时考虑 Achieve 电极进入下分支额外消融巩固;右下肺静脉分支较多,前庭扁平宽大,若封堵不好考虑分段消融策略。该患者阵发性心房颤动诊断明确,反复发作,具有心房颤动消融指征,患者肺静脉解剖未见明显异常,行心房颤动冷冻球囊消融治疗。

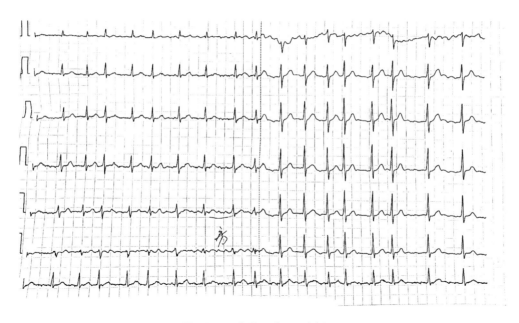

图 13-1 术前心电图(病例一)

P 波消失,代之以大小不等、形状不同的颤动波(f 波),RR 间期不等,诊断为"心房颤动"。

左房：38 mm   EF:61%

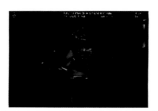

M型及二维超声					血流多普勒			
左心房	前后径	38 mm	左右径	44 mm	容积指数	项目	流速/(m/s)	压差/mmHg
左心室	室间隔厚度	10 mm	左室后壁厚度	10 mm	二尖瓣	E峰	1.05	4.41
	舒末径	45 mm	舒末容积	93 mL		A峰	0.97	3.76
	缩末径	30 mm	缩末容积	37 mL	三尖瓣	E峰		
	EF	61 %	每搏量	57 mL		A峰		
	FS	32 %	左室流出道		主动脉瓣	前向血流	1.4	8
右心房	左右径	32 mm	上下径	45 mm	容积指数		反流	
右心室	前后径	17 mm	右室流出道	26 mm	TAPSE	肺动脉瓣	前向血流	1.1	5
主动脉	瓣环	20 mm	窦部	30 mm	窦管交界	26 mm	反流	
	升主动脉	28 mm	主动脉弓	26 mm	降主动脉	23 mm	组织多普勒	
肺动脉	瓣环		主干	23 mm	融合部		二尖瓣环间隔侧e'	二尖瓣环侧壁侧e'	平均E/e'
	左肺动脉	13 mm	右肺动脉	13 mm		5 cm/s	9 cm/s	15.00

图 13-2　心脏彩超结果（病例一）

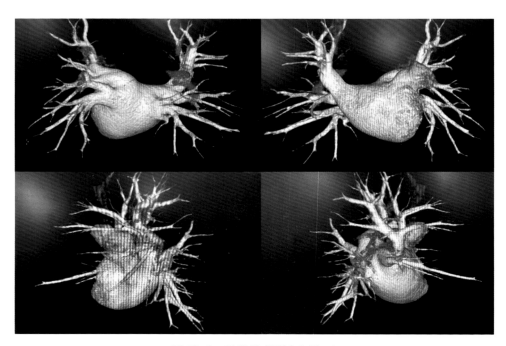

图 13-3　肺静脉 CTA（病例一）

在局部麻醉下行房间隔穿刺,穿刺成功后,给予肝素 6000 U 抗凝,并对左侧肺静脉

（图13-4A）及右侧肺静脉（图13-4B）造影，显示清晰的肺静脉开口。

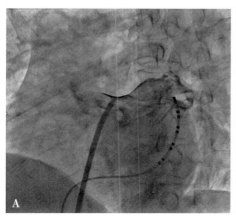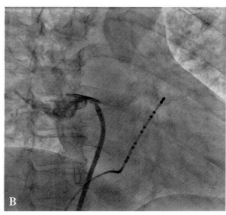

A. 左肺静脉造影；B. 右肺静脉造影。

图13-4　肺静脉造影（病例一）

考虑到左上肺静脉走向较平，第一次冷冻采用去锚定技术使球囊封堵更完全
（图13-5）。造影剂滞留明显，确认封堵后回撤Achieve电极监测到肺静脉电位。冷冻过
程温度下降良好，电位延迟未脱落（图13-6）。冷冻120 s，最低温度-42 ℃。

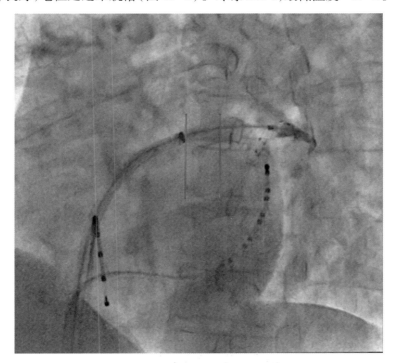

图13-5　左上肺封堵影像

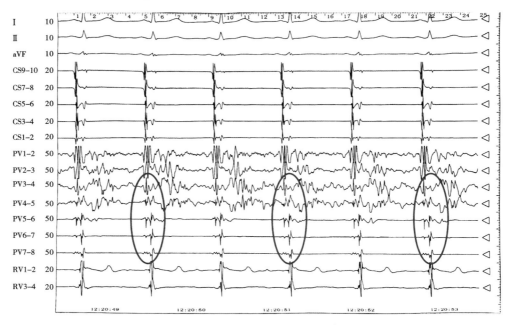

图 13-6　电位延迟未脱落

　　回顾 CTA,左上肺静脉有朝前的扭曲,故第二次冷冻逆时针将鞘朝前转动,使球囊更贴合肺静脉走行(图 13-7)。冷冻过程中温度下降良好,但电位无变化,冷冻 150 s,最低温度-43 ℃。

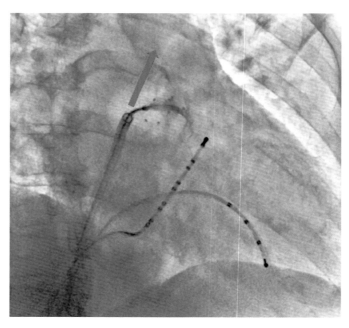

图 13-7　调整鞘管

　　左上肺静脉两次冷冻封堵及温度都良好,电位延迟未脱落,考虑可能存在 Crosstalk,即交互效应,可能是左下肺静脉的电位影响,故先冷冻左下肺静脉。

　　左下肺静脉常规使用曲棍球技术,确认在造影剂滞留、封堵良好的情况下开始冷冻(图13–8),冷冻过程中温度下降良好,TTI 为 40 s(图 13–9),冷冻 180 s,最低温度为–46 ℃。

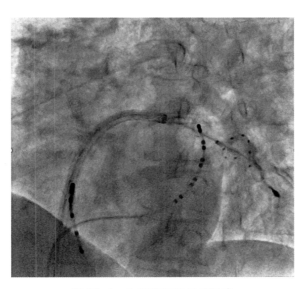

图 13–8　左下肺静脉封堵影像

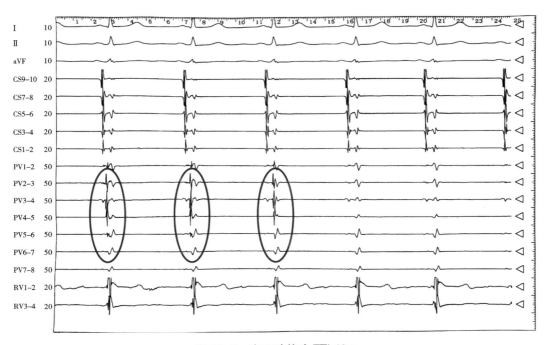

图 13–9　左下肺静脉 TTI 40 s

　　左下肺静脉隔离后,Achieve电极重新进入左上肺静脉,仍然记录到延迟未隔离的电位,回顾CTA及前两次封堵,考虑顶部未充分贴靠,故对左上肺静脉顶部采取针对性贴靠消融(图13-10)。顺时针旋转鞘管的同时,用力使鞘管往上顶,着重贴靠顶部(图13-11)。在造影剂滞留明显的情况下开始冷冻,冷冻过程中温度下降良好,TTI为35 s(图13-12),冷冻180 s,最低温度为-46 ℃。至此左侧肺静脉冷冻结束,开始右侧肺静脉冷冻。

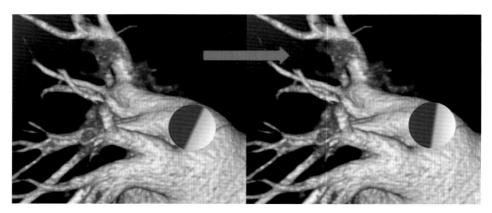

图13-10　球囊着重贴靠顶部

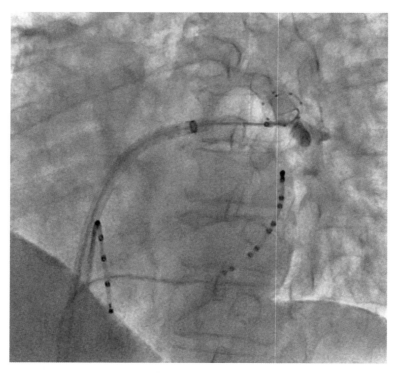

图13-11　造影剂滞留,贴靠顶部

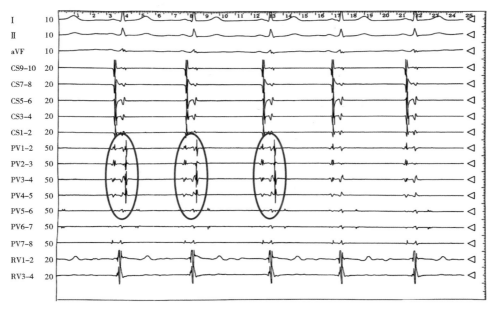

图 13-12　左上肺静脉 TTI 35 s

RAO 30°下,Achieve 电极进入右上肺静脉,在造影剂完全滞留情况下开始冷冻(图 13-13),冷冻过程中温度下降良好,TTI 为 50 s(图 13-14),冷冻 160 s,最低温度为-55 ℃。

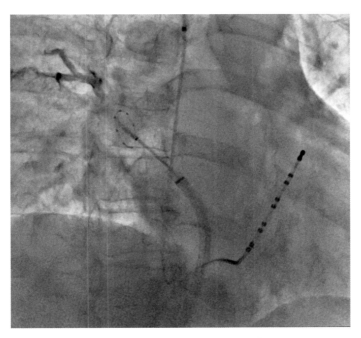

图 13-13　右上肺静脉封堵影像

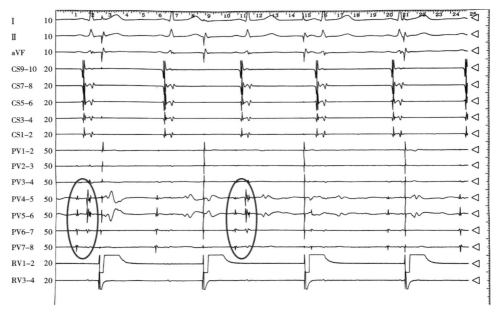

图 13-14　右上肺静脉 TTI 50 s

　　右上肺静脉冷冻结束后开始右下肺静脉冷冻,Achieve 电极进入右下肺静脉中分支,造影剂滞留情况下开始第一次冷冻(图 13-15),冷冻过程中温度下降一般,肺静脉电位未掉落,冷冻 120 s,最低温度为-33 ℃。回顾 CTA,右下肺静脉分支较多,调整 Achieve 电极进入下分支开始冷冻,造影剂滞留情况下开始第二次冷冻(图 13-16),温度下降较上次更低,但肺静脉电位未隔离,冷冻 150 s,最低温度为-38 ℃。

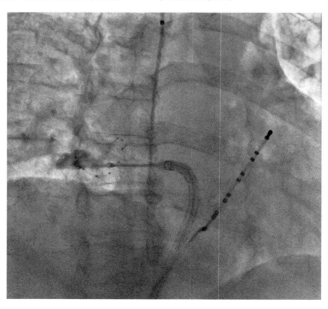

图 13-15　右下肺静脉中分支封堵影像

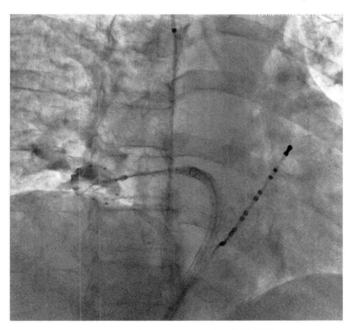

图 13-16 右下肺静脉下分支封堵影像

回顾 CTA,右上肺静脉有较大下分支,判断两肺间消融可能存在漏点(gap),故调整球囊回到右上肺静脉之后,相对下拉球囊,针对右上、右下肺静脉之间进行巩固消融(图 13-17、图 13-18),冷冻过程中温度下降良好,冷冻 120 s,最低温度为-48 ℃。

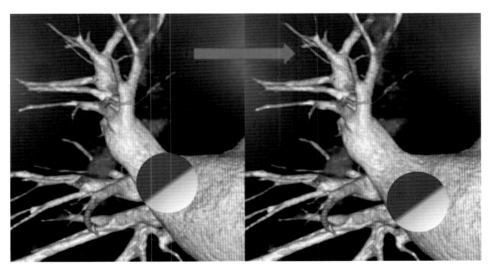

图 13-17 两肺间巩固消融(一)

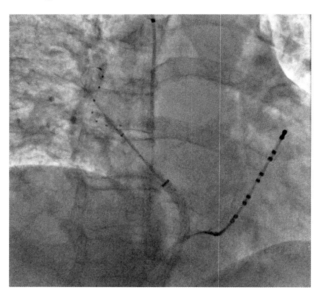

图 13-18　两肺间巩固消融（二）

　　两肺间巩固消融之后，重新将 Achieve 电极送入右下肺静脉下分支，依然观察到肺静脉电位，在对侧 LAO 体位下观察（图 13-19），Achieve 1-2 电极位于右下肺静脉上口位置且记录到最早电位（图 13-20），调整球囊与鞘管着重贴靠右下肺静脉上口，造影剂滞留情况下开始冷冻（图 13-21），冷冻过程中温度下降良好，TTI 为 62 s（图 13-22），冷冻180 s，最低温度为-43 ℃。至此右侧肺静脉冷冻结束。

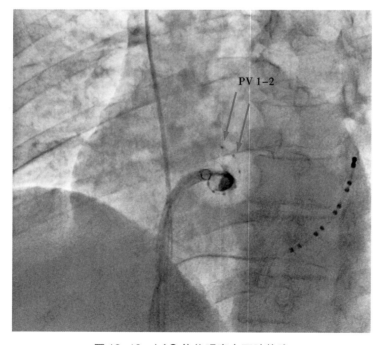

图 13-19　LAO 体位观察右下肺静脉

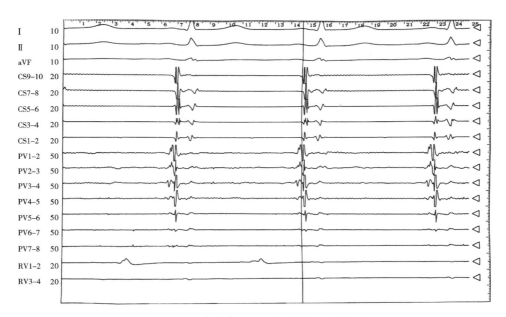

图 13-20　多导仪记录电位（PV 1-2 最早）

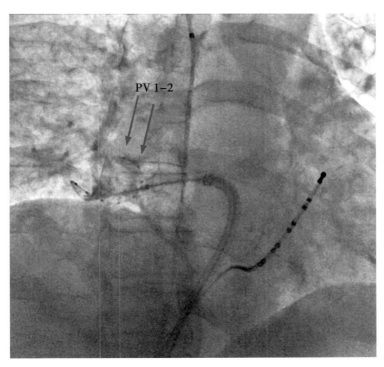

图 13-21　右下肺静脉冷冻影像

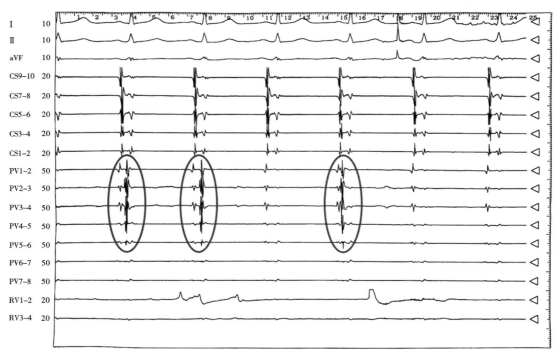

图 13-22　右下肺静脉 TTI 62 s

冷冻结束后将 Achieve 电极重新放置于 4 根肺静脉口观察,无肺静脉电位,手术结束。

【病例解析】

该患者为一位 69 岁女性,察看患者肺静脉 CTA,4 根肺静脉走行、开口都较规整,且具有前庭位置,适合冷冻球囊贴靠。而术中在左上肺静脉、右下肺静脉处调整球囊进行冷冻时都多花费了一些功夫,在此重新回看患者肺静脉 CTA,左上肺静脉具有较短的朝前扭曲情况,右下肺静脉开口较短,这两部分都存在一定难度。像这种在遇到某个肺静脉无法完全封堵抑或是开始冷冻后电位不变、电位延迟但是无法隔离的情况时,基本都是球囊没有完全封堵,在某个位置具有 gap。此时我们可以采取多种方法来帮助确定 gap 位置:进行对侧体位造影判断球囊和鞘管的同轴性及位置从而采取针对贴靠策略、利用 Achieve 电极进入不同的分支从而进行不同位置的巩固消融、观察 Achieve 电极上电位的早晚从而判断 gap 来源点等,帮助我们实现完全的环肺静脉隔离。

（范宪伟　夏　雪）

病例二　左心耳冷冻电隔离

【病史摘要】

患者男性,46 岁,因"心慌伴胸闷 3 个月"入院。3 个月前无明显诱因出现心慌伴胸闷,呈阵发性,持续时间不定,偶有头晕,未正规治疗。症状间断发作,平均 1 次/天,服用抗心律失常药物效果欠佳。1 d 前无明显诱因再次出现心慌,持续约 1～2 min,间歇反复发作,为治疗入院。入院后血常规、肝肾功能、凝血功能、甲状腺功能、电解质、BNP 等检查未见异常。

既往高血压病史 1 年,血压最高 165/110 mmHg,长期服用降压药物治疗,血压维持在 120/80 mmHg。

【诊疗过程】

患者术前常规心电图(图 13-23)提示窦性心律,部分导联 ST 段改变。动态心电图(图 13-24)提示阵发性心房颤动。经胸超声心动图(图 13-25)示左心房前后径 37 mm,LVEF 68%。肺静脉及左心房 CTA(图 13-26)未见血栓形成,肺静脉特征:肺静脉相对规整,左上肺静脉靠后且位置偏低,左心耳位置偏前且高于左上肺静脉,右肺静脉形态规整,前庭较好,易于封堵隔离。该患者阵发性房颤诊断明确,反复发作,具有心房颤动消融指征,患者肺静脉解剖未见明显异常,行心房颤动冷冻球囊消融治疗。

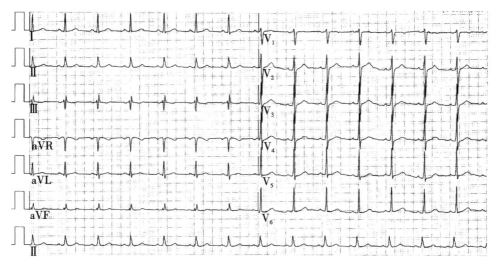

图 13-23　入院心电图(病例二)

窦性心律,部分导联 ST 段改变。

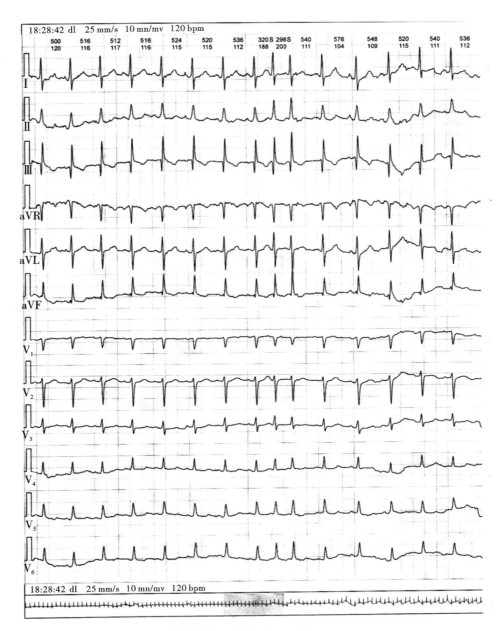

图 13-24　动态心电图(病例二)

阵发性心房颤动。

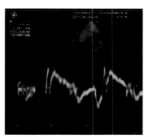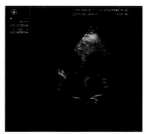

M型及二维超声					血流多普勒			
左心房	前后径	37 mm	左右径		容积指数		项目	流速/(m/s)	压差/mmHg
左心室	室间隔厚度	10 mm	左室后壁厚度	10 mm	二尖瓣	E峰	0.4	0.64
	舒末径	49 mm	舒末容积	118 mL		A峰	0.6	1.44
	缩末径	31 mm	缩末容积	38 mL	三尖瓣	E峰		
	EF	68 %	每搏量	80 mL		A峰		
	FS	38 %	左室流出道		主动脉瓣	前向血流	0.8	2
右心房	左右径	35 mm	上下径	45 mm		反流		
右心室	前后径	16 mm	右室流出道	28 mm	肺动脉瓣	前向血流	0.7	2
主动脉	瓣环	25 mm	窦部	32 mm	窦管交界	30 mm	反流	
	升主动脉	30 mm	主动脉弓	25 mm	降主动脉	23 mm	组织多普勒	
肺动脉	瓣环		主干	24 mm	融合部	二尖瓣环间隔侧e'	二尖瓣环侧壁侧e'	平均E/e'
	左肺动脉	14 mm	右肺动脉	15 mm		6 cm/s	7 cm/s	6.15

超声所见：

【心脏】

1.各房室腔内径正常，大血管根部内径及位置关系正常。
2.室间隔与左室壁厚度正常,运动正常。左室收缩功能测值正常。
3.各瓣膜启闭正常。二尖瓣环径30mm,三尖瓣环径27mm。
4.房室间隔连续完整。动脉导管未开放。
5.心包腔内未探及液性暗区。
CDFI:各瓣膜未见明显异常血流信号。

超声提示：
静息状态下左室壁运动未见明显异常。
左室舒张功能减低。

图 13-25　经胸超声心动图（病例二）

左心房前后径达 37 mm,LVEF 68% 。

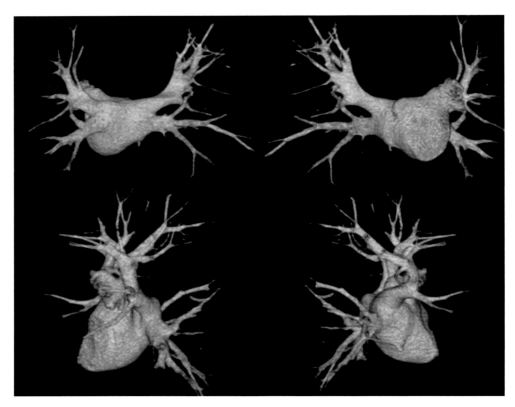

图 13-26　肺静脉 CTA(病例二)

在局部麻醉下行房间隔穿刺,穿刺成功后,给予肝素 6000 U 抗凝,并对左侧肺静脉及右侧肺静脉造影,显示清晰的肺静脉开口(图 13-27)。

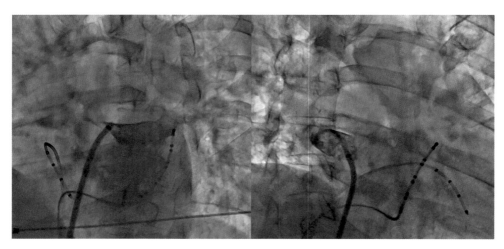

图 13-27　肺静脉造影(病例二)

先尝试将 Achieve 电极送入左上肺静脉,多次尝试失败后,先进入左下肺静脉(图13-28)冷冻消融,造影剂滞留明显,确认封堵后回撤 Achieve 电极记录电位,冷冻过程中温度下降良好,TTI 30 s(图13-29),最低温度-45 ℃。

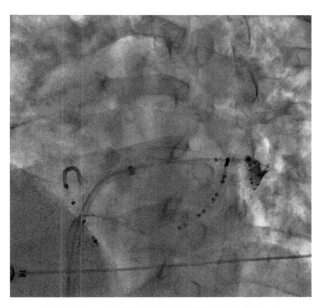

图 13-28 左下肺静脉完全封堵影像(病例二)

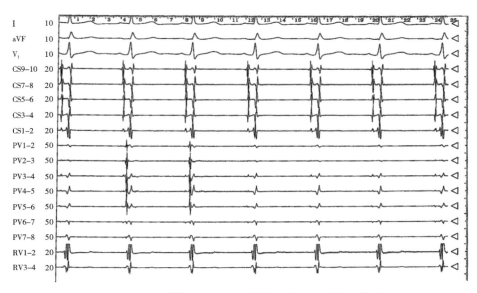

图 13-29 左下肺静脉冷冻中肺静脉电位延迟脱落,TTI 30 s

再次尝试将 Achieve 电极送入左上肺静脉,成功送入左上肺静脉之后进行封堵造影,造影剂滞留明显(图13-30),确认封堵后回撤 Achieve 电极记录电位,冷冻过程中温度下降良好,TTI 47 s(图 13-31),最低温度-48 ℃。

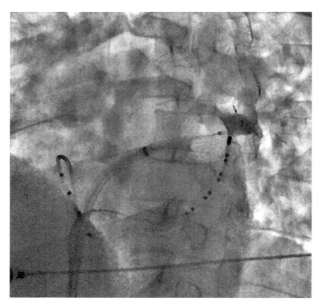

图 13-30　左上肺静脉完全封堵冷冻

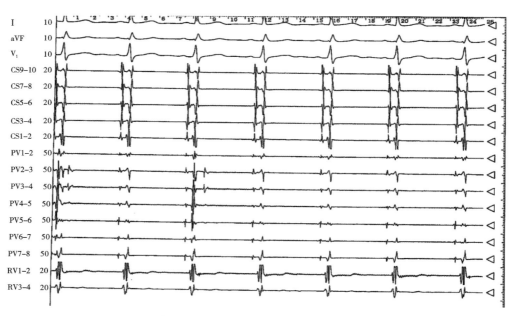

图 13-31　左上肺静脉冷冻中肺静脉电位延迟脱落,TTI 47 s

　　左上肺静脉冷冻结束后,操作 Achieve 电极放置于左心耳口部时,患者自发短阵房颤。观察左心耳电位最早,故进行左心耳电隔离(图 13-32),左心耳 TTI 为 118 s(图 13-33),冷冻 180 s,最低温度-50 ℃。

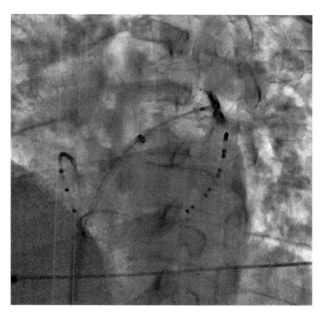

图 13-32 左心耳冷冻消融

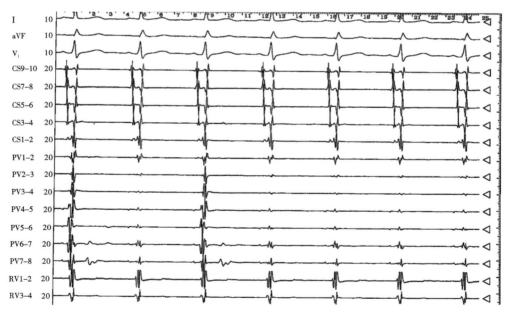

图 13-33 左心耳冷冻中左心耳电位延迟脱落,TTI 118 s

　　左肺静脉隔离结束之后进行右上肺静脉隔离,造影剂滞留明显(图 13-34),确认封堵后回撤 Achieve 电极监测到肺静脉电位。冷冻过程温度下降良好,TTI 30 s(图 13-35),冷冻 180 s,最低温度-52 ℃。

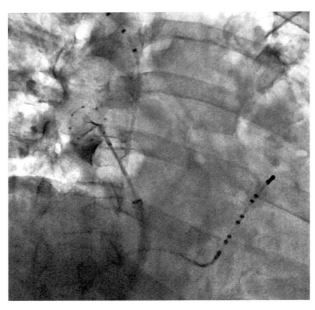

图 13-34　右上肺静脉完全封堵冷冻

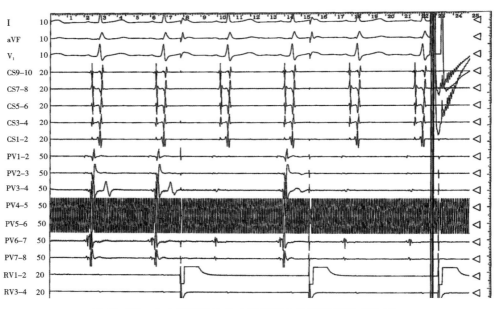

图 13-35　右上肺静脉冷冻中肺静脉电位延迟脱落,TTI 30 s

　　右上肺静脉隔离结束之后进行右下肺静脉隔离,造影剂滞留明显(图 13-36),确认封堵后回撤 Achieve 电极调整,始终无法监测到肺静脉电位。冷冻过程温度下降良好,冷冻 180 s,最低温度-46 ℃,冷冻结束后将 Achieve 电极置于右下肺静脉口部观察无电位

（图 13-37），将 Achieve 电极置于 4 根肺静脉口部观察均无电位。

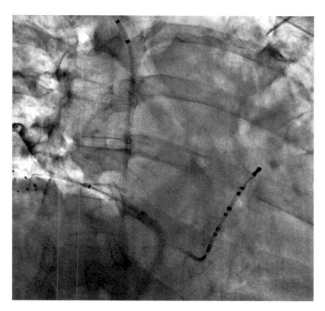

图 13-36 右下肺静脉完全封堵冷冻

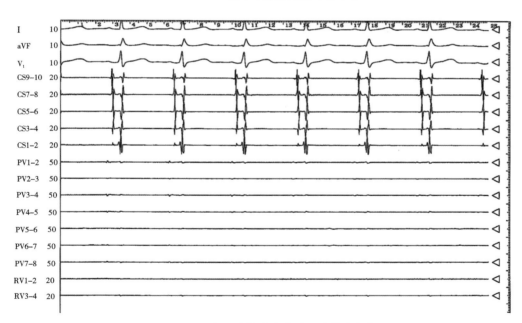

图 13-37 右下肺静脉冷冻后无肺静脉电位

【病例解析】

本例患者在术中进行左心耳的冷冻电隔离，由于左侧膈神经位置离左心耳处较近，因此冷冻左心耳时可能会出现左侧膈神经麻痹,术中多次透视未见左侧膈肌明显上移,左侧膈神经受损可能性较小。既往有报道提示冷冻隔离左心耳存在回旋支痉挛、左侧膈神经损伤病例,左心耳隔离后失去收缩能力,左心耳排空延迟,增加左心耳血栓形成及卒中风险。2021 年中国心房颤动专家共识提出左心耳电隔离后行左心耳封堵是 Ⅰ 类适应证,基于左心耳电隔离后血栓风险增加导致血栓相关并发症。但也有研究提示左心耳电隔离不增加血栓风险,Yorgun 等将 200 名持续性房颤患者分为纯 PVI 和 PVI+冷冻球囊消融隔离左心耳两组,随访 1 年后,两组的房颤无复发率分别为 67% 和 86%($P<0.01$),证实左心耳电隔离显著改善了房颤预后,且不增加血栓并发症。临床或术中如果无明确证据证实左心耳参与房颤、房性心律失常发生,不建议行左心耳电隔离治疗,如果拟行左心耳封堵且预期成功率较高,可行左心耳电隔离治疗,同时需注意并发症风险。应用冷冻隔离左心耳时可能需要较肺静脉隔离更长的冷冻时间、更大的剂量,文献中提到隔离左心耳若 TTI 小于 150 s,行单次 300 s 冷冻持续时间,TTI 大于 150 s,需再次重复冷冻 300 s 以避免左心耳电位恢复。本例患者 TTI 118 s,单次 180 s,较文献中冷冻剂量明显偏低,预计后期恢复可能性较大,仍需对该患者加强抗凝治疗,以降低血栓风险。

(范宪伟)

病例三 冷冻球囊消融结合 Carto 三维支持下电压标测

【病史摘要】

患者女性,69 岁,因"间断心慌、胸闷 6 年,再发加重 2 个月"入院。6 年前无明显诱因出现心慌、胸闷,间断发作,剧烈活动及劳累后加重,休息后缓解,无胸痛及背部放射性疼痛,无黑蒙及晕厥,在当地诊断为心房颤动,给予口服药物治疗。6 年来症状间断发作,2 个月前上述症状再发并加重,发作频率及程度均较前加重,口服药物治疗后,症状不缓解,为求诊疗来我院就诊,以"①心律失常 心房颤动;②高血压"为诊断收入院治疗。

患者既往高血压病史 6 年,最高血压 160/100 mmHg,有坚持服药,血压维持在 140 mg/70 mmHg。

【诊疗过程】

患者术前常规心电图(图 13-38)提示快心室率心房颤动,部分导联 T 波改变。经胸超声心动图(图 13-39)示左心房前后径 43 mm,LVEF 为 57%,双房增大,三尖瓣反流(中度),主动脉瓣退行性变并反流(轻度)。肺静脉 CTA(图 13-40)示肺静脉走行及分支,未见血栓形成。患者阵发性心房颤动诊断明确,既往药物治疗效果不佳,符合心房颤动消融适应证。

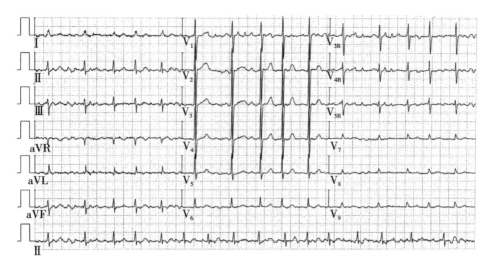

图 13-38　术前心电图（病例三）

快心室率心房颤动,部分导联 T 波改变。

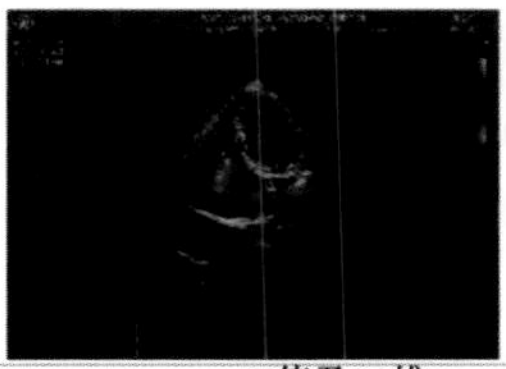

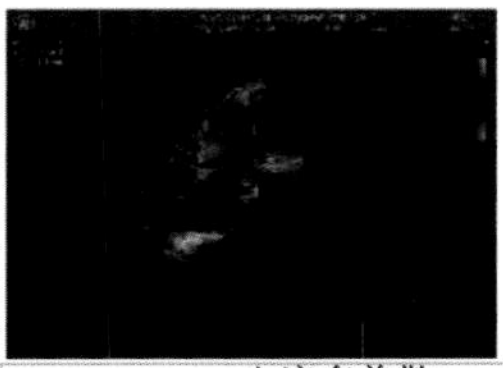

	M值及二维					血流多普勒		
左心房	前后径	43 mm	左右径	上下径			时相	流速/(m/s)	压差/mmHg
左心室	室间隔厚度	11 mm		左室后壁厚度	10 mm	二尖瓣	舒张期	0.7/0.5	
	舒末径	45 mm		舒末容积	96 mL		收缩期		
	缩末径	32 mm		缩末容积	41 mL	三尖瓣	舒张期		
	EF	57 %		每搏量	55 mL		收缩期		
	FS	30 %		左室流出道		主动脉瓣	舒张期		
右心房	左右径	37 mm		上下经	51 mm	肺动脉瓣	收缩期	1.0	4
右心室	前后径	18 mm		右室流出道	23 mm		舒张期		
房室瓣环	二尖瓣环经	32 mm		三尖瓣环径	28 mm		收缩期	1.0	4
主动脉	瓣环	20 mm	窦部	29 mm	窦管交界	26 mm	房水平		
	升主动脉	36 mm	主动脉弓	22 mm	降主动脉	22 mm	室水平		
肺动脉	瓣环		主干	25 mm	融合部		动脉水平		
	左肺动脉	13 mm	右肺动脉	13 mm			E/e'	TAPSE	

超声所见：

【心脏】

1.双房增大,双室内径正常,大血管根部内径及位置关系正常。

2.室间隔与左室壁厚度正常,运动尚可。左室收缩功能测值正常。

3.主动脉为三窦三叶,无冠瓣钙化,瓣叶开放正常,关闭欠佳;二尖瓣、三尖瓣开放正常,关闭欠佳。余瓣膜启闭正常。

4.房室间隔连续完整。动脉导管未开放。

5.心包腔内未探及液性暗区。

CDFI:舒张期主动脉瓣下探及少量反流信号,反流面积3.3cm²。

　　收缩期二尖瓣房侧探及少量反流信号,反流面积1.4cm²。

　　收缩期三尖瓣房侧探及少量反流信号,反流面积5.2cm²,PK 2.4m/s,PPG 24mmHg,估测肺动脉收缩压约34mmHg。TDI:e/a<1。

图 13-39　经胸超声心动图（病例三）

左心房前后径 43 mm,LVEF 为 57%。

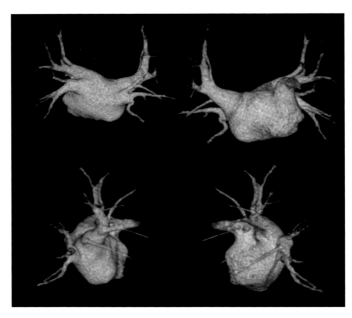

图 13-40　左心房及肺静脉 CTA（病例三）

在局部麻醉下行房间隔穿刺,穿刺成功后,给予肝素 6000 U 抗凝,并行左、右肺静脉造影,依次对 4 支肺静脉进行冷冻消融。左上肺静脉冷冻 2 次,第一次冷冻时间 180 s,TTI 为 98 s,最低温度-48 ℃;考虑到 TTI 较长,进行第二次冷冻巩固,冷冻时间 120 s,最低温度-44 ℃。左下肺静脉冷冻 1 次,冷冻时间 180 s,TTI 为 24 s,最低温度为-46 ℃。右上肺静脉冷冻 2 次,第一次冷冻 146 s,TTI 为 26 s,最低温度-56 ℃,后沿顶部进行相对扩大巩固消融;第二次冷冻 120 s,最低温度为-40 ℃。右下肺静脉冷冻 2 次,第一次冷冻 150 s,最低温度-40 ℃;第二次冷冻 120 s,最低温度-36 ℃,Achieve 电极起引导作用,未能见到 TTI(图 13-41)。冷冻消融肺静脉隔离后,患者出现三尖瓣峡部依赖心房扑动(房扑),对三尖瓣峡部行导管消融治疗,并在 Carto 三维支持下对左心房进行电压标测(图13-42),可见双侧肺静脉隔离完好,未见 gap。术后给予利伐沙班、胺碘酮等治疗。术后6 个月心电图提示窦性心律(图 13-43),其间未再发作。

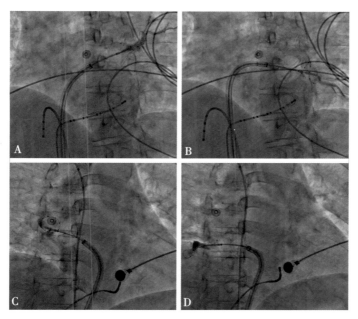

A. 左上肺静脉;B. 左下肺静脉;C. 右上肺静脉;D. 右下肺静脉。

图 13-41 4 根肺静脉完全封堵

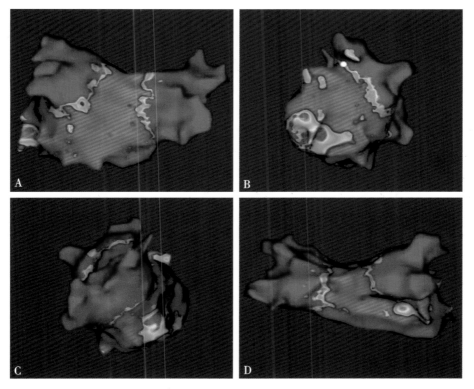

A~D. 分别为后前位、左侧位、右侧位、顶部。

图 13-42 左心房电压标测

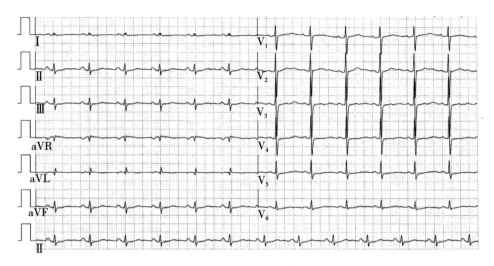

图 13-43　术后 6 个月心电图示窦性心律

【病例解析】

该患者为一名老年女性患者,诊断为阵发性心房颤动,药物治疗效果不佳,行心房颤动冷冻球囊消融治疗。肺静脉封堵隔离顺利,肺静脉隔离后出现心房扑动,在 Carto 系统支持下行激动标测提示三尖瓣峡部依赖房扑,行三尖瓣峡部消融终止房扑,进而在 Carto 系统下对左心房进行电压标测,结果提示肺静脉完全隔离,未见 gap,且冷冻隔离肺静脉前庭范围可,与导管消融范围相当。冷冻球囊对于左心房过大、肺静脉较粗的前庭可能干预不足,需要行前庭扩大消融,或使用近端封堵技术扩大消融范围。本例患者左心房前后径 43 mm,肺静脉前庭直径不大,单纯完全封堵冷冻消融取得较好的肺静脉隔离效果。患者术中出现心房扑动,在射频消融时较常遇到,在冷冻消融时较少遇到,可能是由于冷冻球囊进行肺静脉隔离时具有损伤均质化特点,出现形成房扑的微折返情况较少。射频消融房颤术中遇到房扑通过激动标测、基质标测等通常可解决,但冷冻消融时出现此种状况多需借助 Ensite、Carto 等三维标测系统。因此,术前应充分熟知患者情况,仔细查看既往心电图、动态心电图等资料,明确有无心房扑动、房性心动过速及其他室上性心动过速等情况,以免在术中出现被动局面。

（范宪伟　吴金涛）

病例四　持续性房颤冷冻球囊消融扩大顶部线并结合三维标测系统

【病史摘要】

患者男性,66岁,因"反复活动后气促半年"入院。半年前活动后出现气促,无心悸,无头晕、头痛、晕厥,无恶心、呕吐,无夜间阵发性呼吸困难,外院查心电图示心房颤动,拟进一步治疗入院。入院后血常规、肝肾功能、凝血功能、甲状腺功能、电解质、BNP等检查未见异常。

既往高血压病史20年,血压最高158/110 mmHg,未规律服药。

【诊疗过程】

患者术前心电图(图13-44)提示房颤心律。经胸超声心动图(图13-45)示左心房前后径44 mm,LVEF 66%。肺静脉及左心房CTA(图13-46)未见血栓形成。肺静脉特征:肺静脉相对规整,左上肺静脉远端朝前,稍许有扁平状,相对较粗;左下肺静脉朝下,且只有1根主分支,较为常规;右上肺静脉较粗,有1根朝上的主分支,1根较为平的下分支;右下肺静脉是该病例的难点,无前庭,直接左心房延伸出两个主要右下肺静脉分支,且都朝上,常规右下肺静脉"倒U"技术封堵解决不了,应该注意房间隔穿刺位置。该患者持续性心房颤动诊断明确,反复发作,具有心房颤动消融指征。患者肺静脉解剖未见明显异常,行心房颤动冷冻球囊消融治疗。

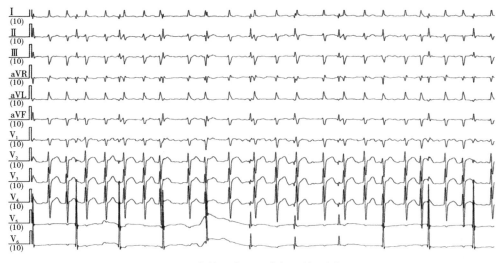

图13-44　术前心电图示房颤心律(病例四)

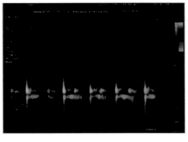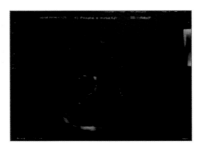

超声所见:

心脏测量结果:

主动脉瓣环21mm　主动脉窦部31mm　升主动脉 37mm

左心房 44mm　　室间隔 10mm　　　左心房 51mm

左心室后壁 10mm 肺动脉 29mm　　　右心房 41mm　　右心室 32mm

肺动脉瓣口流速 0.7m/s　主动脉瓣口流速 0.7m/s

左室舒张末容积 126mL　左室收缩末容积 44mL　　　每搏输出量 82mL

射血分数　　　 66%　　短轴收缩率 36%

1.升主动脉增宽,肺动脉不宽;主动脉瓣及肺动脉瓣形态正常。

2.双房增大,双室腔大小正常。左心房及所能显示的左心耳范围内未见明显实性回声团附着。

3.二尖瓣、三尖瓣形态正常。

4.左室壁不厚,左室壁未见明显运动异常。

5.房室间隔未见明显连续中断。

6.多普勒显像:二尖瓣口舒张期血流频谱呈单峰,E-E间距不等,E峰峰值不等。

　　二尖瓣、三尖瓣、主动脉瓣均见少许反流,估测肺动脉收缩压约22mmHg。

超声提示:

双房增大;

升主动脉增宽;

心律失常（心房颤动可能)。

图 13-45　经胸超声心动图(病例四)

左心房前后径达 44 mm,LVEF 66% 。

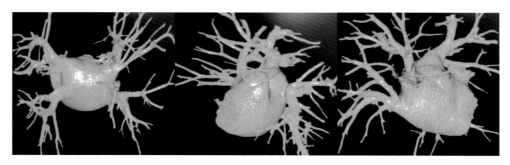

图 13-46　肺静脉CTA(病例四)

　　在局部麻醉下行房间隔穿刺,穿刺成功后,给予肝素6500 U抗凝,并对左心房顶部造影(图 13-47),显示清晰的左心房顶部线。

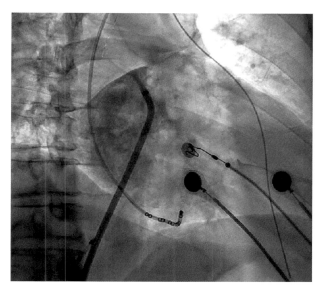

图 13-47　左心房顶部线造影

先使用 Achieve 电极对左心房进行建模,后在房颤心律下进行电压标测(图 13-48),电压设置为 0.1~0.3 mV,总体显示左心房基质较好。

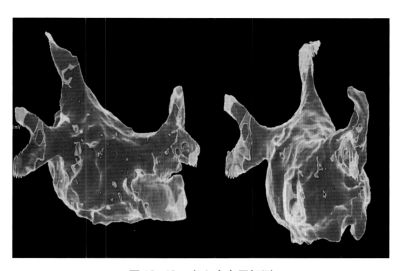

图 13-48　左心房电压标测

将 Achieve 电极送入右下肺静脉(图 13-49)冷冻消融,TTI 19 s,肺静脉电位消失(图 13-50)。对右下肺静脉顶部前庭、后壁分别巩固冷冻,第一次 120 s、第二次 90 s(图 13-51、图 13-52、图 13-53)。

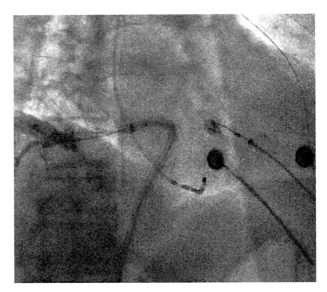

图 13-49　右下肺静脉完全封堵

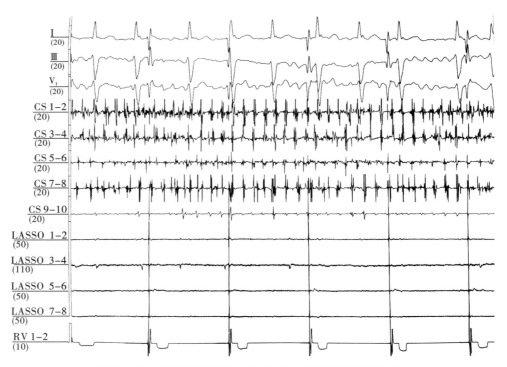

图 13-50　右下肺静脉冷冻中肺静脉电位延迟脱落,TTI 19 s

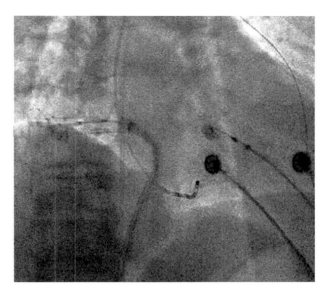

图 13-51 右下肺静脉顶部前庭冷冻

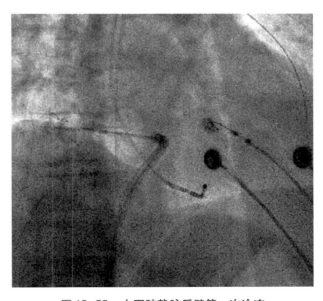

图 13-52 右下肺静脉后壁第一次冷冻

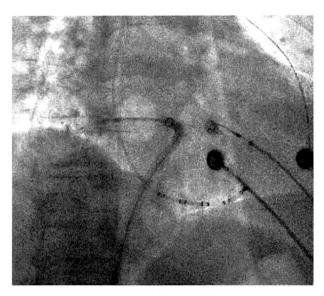

图13-53　右下肺静脉后壁第二次冷冻

球囊复温重整后,将 Achieve 电极送入右上肺静脉,封堵完全后进行冷冻消融(图13-54),消融完成后肺静脉电位消失(图13-55、图13-56)。对右上肺静脉上口、下口分别巩固冷冻消融1次,时间均为120 s(图13-57、图13-58)。

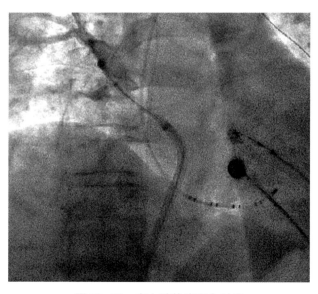

图13-54　右上肺静脉完全封堵

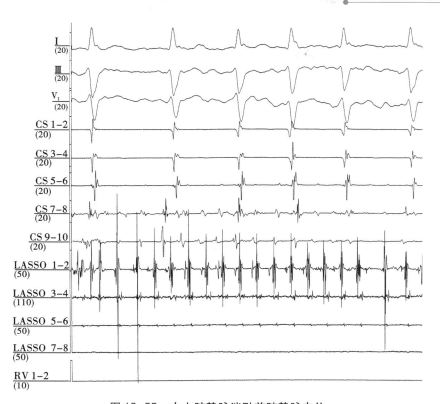

图 13-55 右上肺静脉消融前肺静脉电位

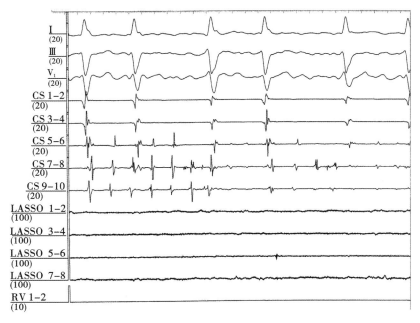

图 13-56 右上肺静脉消融后肺静脉电位

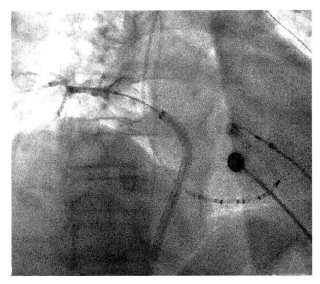

图 13-57　冷冻消融右上肺静脉底部

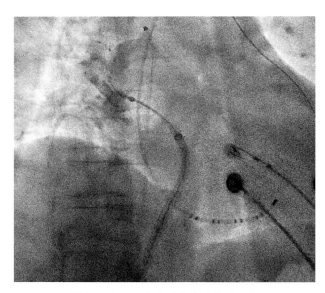

图 13-58　冷冻消融右上肺静脉顶部

　　球囊复温重整后,将 Achieve 电极送入左下肺静脉,封堵完全后进行冷冻消融(图 13-59),TTI 15 s(图 13-60),肺静脉电位消失。对左下肺静脉、后壁顶部分别冷冻 1 次,时间为 90 s、120 s(图 13-61、图 13-62)。

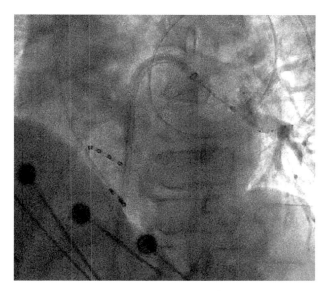

图 13-59 左下肺静脉完全封堵

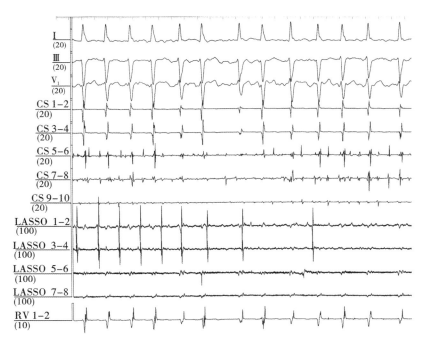

图 13-60 左下肺静脉冷冻中肺静脉电位延迟脱落,TTI 15 s

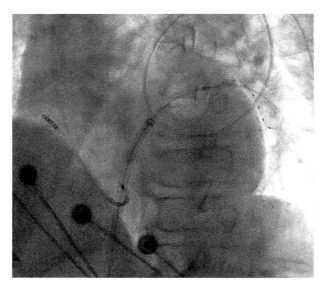

图 13-61　左下肺静脉后壁冷冻

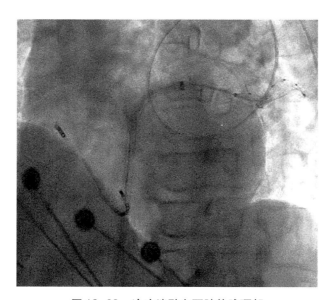

图 13-62　冷冻消融左下肺静脉顶部

　　球囊复温重整后,将 Achieve 电极送入左上肺静脉,封堵完全后进行冷冻消融(图 13-63),TTI 21 s(图 13-64),肺静脉电位消失。对左上肺静脉顶部、底部分别巩固冷冻消融 1 次,时间均为 120 s(图 13-65、图 13-66)。

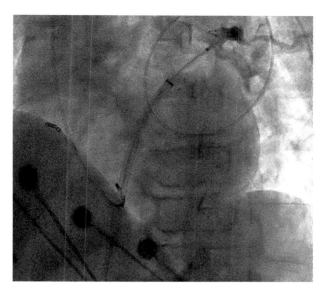

图 13-63 左上肺静脉完全封堵

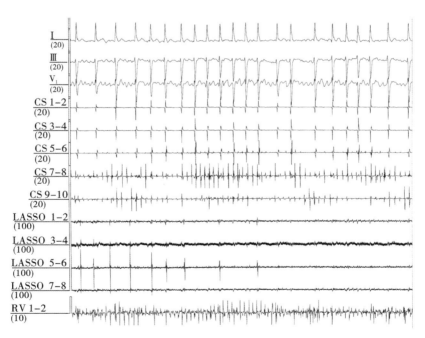

图 13-64 左上肺静脉冷冻中肺静脉电位延迟脱落,TTI 21 s

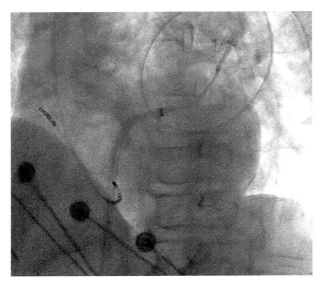

图 13-65　冷冻消融左上肺静脉底部

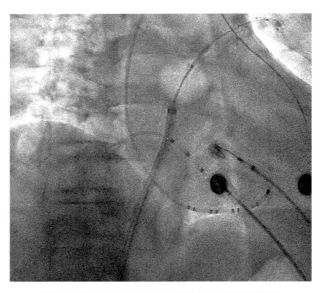

图 13-66　RAO 下,冷冻消融左上肺静脉顶部

　　球囊复温重整后,在 RAO 体位下,进行顶部线冷冻消融,冷冻消融 3 次,时间均为 90 s(图 13-67、图 13-68、图 13-69)。

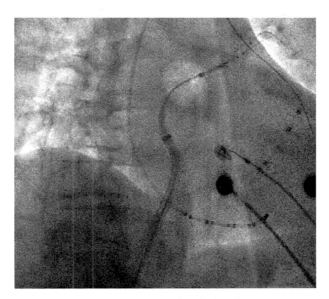

图 13-67　顶部线第一次冷冻消融

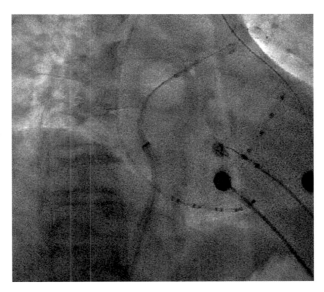

图 13-68　顶部线第二次冷冻消融

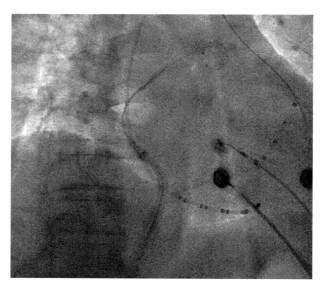

图 13-69 顶部线第三次冷冻消融

　　球囊复温重整后,使用 Achieve 电极对左心房肺静脉电位进行检验,同时进行电压标测,发现 4 根肺静脉均无电位,左心房隔离完全(图 13-70),后进行电复律(图 13-71)。电复律后行电生理检查,无法诱发其他心律失常(图 13-72),遂收台,术后给予利伐沙班、胺碘酮治疗。

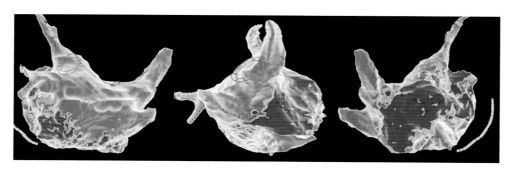

图 13-70 左心房隔离完全

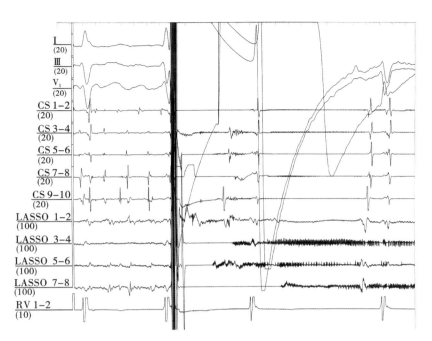

图 13-71　电复律(200 J)

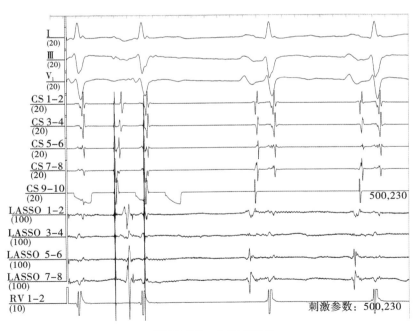

图 13-72　电生理检查

【病例解析】

本例患者为持续性房颤,在冷冻过程中,先对肺静脉进行完全电隔离,后使用冷冻球囊对顶部线、后壁进行隔离。无论是阵发性或是持续性房颤患者,完整的 PVI 是房颤患者消融的基石。在 Akkaya 等人的单中心研究中,入选 107 位应用冷冻球囊行 PVI 和左心房顶部线消融的患者,术中 98 位(91.6%)患者成功实现房顶线即时阻滞。在中位数为31 个月的随访过程中,有 78 位患者(72.9%)依然能维持窦性心律,证明冷冻球囊顶部线消融确切可行。而在 Bisignani 等人的研究中,持续性房颤患者 1 年随访,使用 CBA 进行PVI+PWI 获益最大。另外有研究证明,持续性或长程持续性房颤患者,使用 CBA 进行PVI+PWI 能显著降低房颤复发率,且安全性与 PVI 一致。在使用冷冻球囊对非肺静脉部位消融时,应当具有一定的经验,无论是否有三维结合,均可进行。

(郭素峡　陈丽华)

病例五　持续性房颤冷冻球囊综合消融治疗

【病史摘要】

患者男性,69 岁,因"反复气促 30 余年,加重半年"入院。半年前气促加重,伴胸闷、夜间有气喘、阵发性气促,无发热,反复一过性头晕。平素无胸痛,无烦躁、易怒、失眠、多梦,无手颤。发病以来未重视,未规律就诊。拟进一步治疗入院。无高血压病史。入院后血常规、肝肾功能、凝血功能、甲状腺功能、电解质、BNP 等检查未见异常。

【诊疗过程】

患者术前心电图(图 13-73)提示房颤心律。经胸超声心动图(图 13-74)示左心房前后径 38 mm,LVEF 66%。肺静脉 CTA(图 13-75)未见血栓形成。肺静脉特征:肺静脉相对规整,左上肺静脉、右上肺静脉均有向上分支,常规进入上分支封堵消融。左下肺静脉、右下肺静脉选择"倒 U"技术封堵消融。该患者持续性房颤诊断明确,反复发作,具有房颤消融指征。患者肺静脉解剖未见明显异常,行心房颤动冷冻消融治疗。

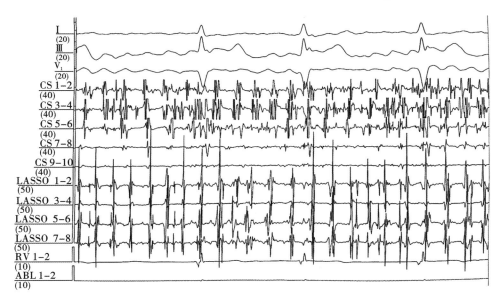

图 13-73 术前心电图示房颤心律(病例五)

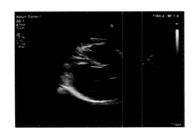 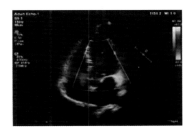

超声所见:

升主动脉内径:27 mm　主动脉窦部:32 mm　左心房(前后径、上下径、左右径):38、55、44 mm
左心室舒张末内径:46 mm　右心室(前后径):23 mm　右心房(上下径、左右径):43、33 mm
室间隔厚度:8.8 mm　左心室后壁厚度:8.3 mm　主动脉内径:20 mm
肺动脉瓣:84 cm/s　主动脉瓣:81 cm/s　二尖瓣口:E/A 93 cm/s(单峰)
二尖瓣环TDI:e'(S):8 cm/s　e'(L):12cm/s　E/e':10
左心功能测定:EDV:83mL　IVS%:55%　FS:36%　EF:66%
　　　　　　　SV:55mL　LVPW%:30%　CO:6L/min
右心功能测定:右心室前壁厚度:3.1 mm　右心室游离壁厚度:4.3 mm
　　　　　　TAPSE:20 mm　s':13 cm/s　下腔静脉内径:14 mm　吸气塌陷率>50%

　　左心房扩大,余房室腔大小正常范围;室间隔、左心室后壁及右心室壁无增厚;左心室心肌收缩运动呈向心性;右心室整体收缩功能未见明显异常;房、室间隔连续完整,未见明确过隔分流;大动脉关系正常,主动脉、肺动脉内径正常,壁搏动尚可;下腔静脉内径正常,各瓣膜回声尚可;未见心包积液;所示范围内,左心房及左心耳内未探及明确血栓征象。
　　CDFI:主动脉瓣微量反流;二尖瓣轻度反流;三尖瓣微量反流。

超声提示:

1.左心房扩大;
2.二尖瓣关闭不全(轻度反流)。

图 13-74 经胸超声心动图(病例五)

左心房前后径达 38 mm,LVEF 66%。

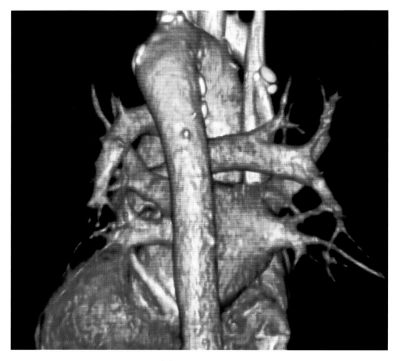

图 13-75 肺静脉 CTA（PA 位，病例五）

在局部麻醉下行房间隔穿刺，穿刺成功后，给予肝素 6000 U 抗凝。将 Achieve 电极送入左下肺静脉（图 13-76）冷冻消融，TTI 为 47 s（-37 ℃），肺静脉电位消失，最低温度-45 ℃。对左下肺静脉上口、下口分别巩固冷冻消融 1 次，时间 120 s。

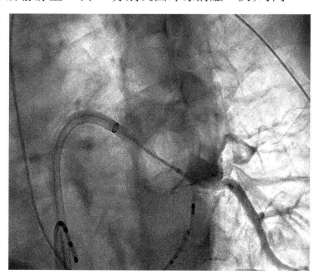

图 13-76 左下肺静脉完全封堵

　　球囊复温重整后,将 Achieve 电极送入左上肺静脉,封堵完全后进行冷冻消融(图13-77),TTI 为 20 s(-27 ℃),肺静脉电位消失,最低温度-53 ℃。对左上肺静脉上口、下口分别巩固冷冻消融 1 次,时间均为 120 s。

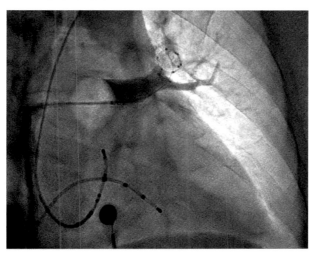

图 13-77　RAO 体位下,左上肺静脉完全封堵

　　球囊复温重整后,将 Achieve 电极送入右上肺静脉,封堵完全后进行冷冻消融(图13-78),TTI 为 30 s(-31 ℃),肺静脉电位消失,最低温度-50 ℃。对右上肺静脉上口、下口分别巩固冷冻消融 1 次,时间均为 120 s。

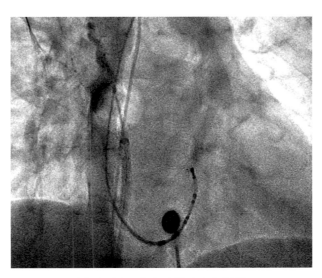

图 13-78　右上肺静脉完全封堵

　　球囊复温重整后,将 Achieve 电极送入右下肺静脉,封堵完全后进行冷冻消融

（图13-79），由于将Achieve电极送深作为支撑，无法观察到肺静脉电位，最低温度－48℃。对右下肺静脉上口、下口分别巩固冷冻消融1次，时间均为120 s。

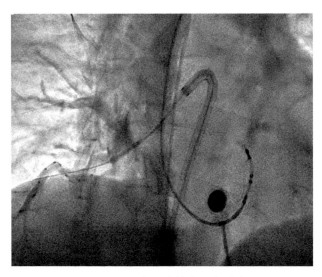

图13-79　右下肺静脉完全封堵

球囊复温重整后，在RAO体位下，进行顶部线冷冻消融（图13-80），冷冻消融4次，时间均为90 s。

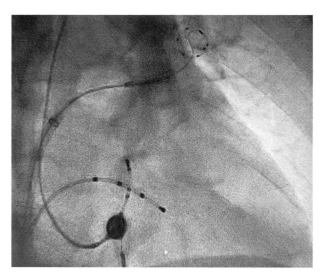

图13-80　顶部线消融

球囊复温重整后，使用Achieve电极对左心房肺静脉电位进行检验，发现4根肺静脉均无电位，后进行电复律。电复律成功后，窦性心律无法维持，再发房颤（图13-81）。

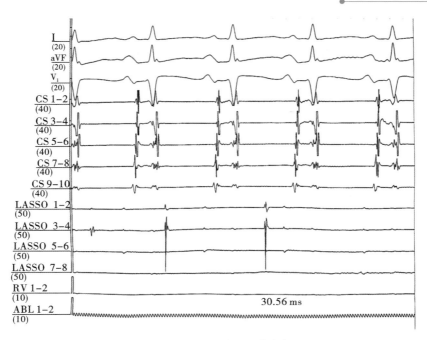

图 13-81　电复律后再发房颤

再次标测证实4根肺静脉均已隔离,考虑触发灶为非肺静脉相关。于是将 Achieve 电极置于上腔静脉,标测到上腔静脉电位后再次进行电复律,复律成功后可见上腔静脉起源房性期前收缩(图 13-82),并触发房颤发作,提示可能为上腔静脉触发的房颤。

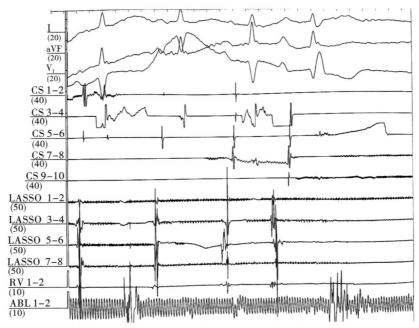

图 13-82　上腔静脉起源房性期前收缩

将 Achieve 电极送入上腔静脉,在膈神经监测的情况下,使用冷冻球囊进行上腔静脉消融。球囊充气后可轻易往上推送至头臂静脉交叉处,造影显示上腔静脉直径明显大于球囊直径(图 13-83),封堵难度大。遂采用分段消融方式进行冷冻消融(图 13-84),分别冷冻消融 2 次,时间均为 90 s。成功隔离上腔静脉,隔离过程中房颤终止,恢复窦性心律,隔离后上腔静脉可标测到自律性电位(图 13-85)。行电生理检查,无法诱发其他心律失常,遂收台,术后给予利伐沙班、胺碘酮治疗。

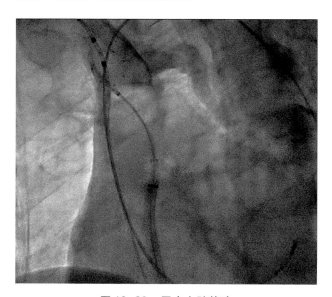

图 13-83　巨大上腔静脉

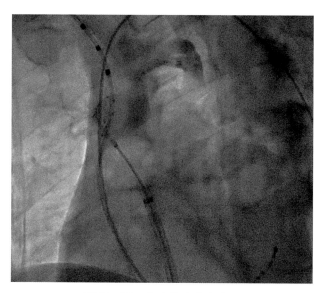

图 13-84　上腔静脉冷冻消融

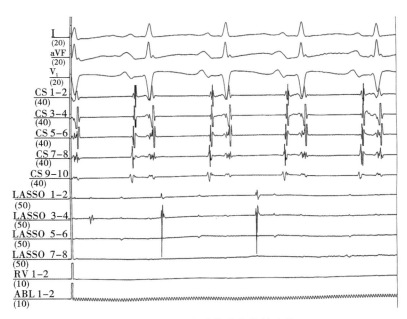

图 13-85　上腔静脉自律性电位

【病例解析】

本例患者为持续性房颤,在冷冻过程中,先对肺静脉进行完全电隔离,后使用冷冻球囊对顶部线进行隔离。在肺静脉电位干净、顶部线消融确切的情况下,患者电复律后窦性心律无法维持,怀疑上腔静脉起源房颤。使用 Achieve 电极在上腔静脉观察到上腔静脉房性期前收缩从而触发房颤,决定对上腔静脉进行冷冻球囊消融。日本 Kato 等人对2015—2017 年共计 647 例阵发性房颤的研究中,发现由 SVC 触发的比例为 15.1% 。而根据射频导管消融经验,SVC 隔离(SVCI)可能伴有并发症,包括膈神经(PN)损伤、窦房结(SN)损伤和 SVC 狭窄。根据 Wei HQ、José Manuel 等人的经验,冷冻球囊可以在 90 s消融中强有力地产生持久性 SVCI,并且仅一次短暂损伤极大减少了并发症发生的可能性。在消融过程中应使冷冻球囊尽量远离窦房结,指向右心耳方向,可有效避免窦房结损伤出现。

（郭素峡　陈丽华）

病例六　慢性心力衰竭合并粗大肺静脉阵发性房颤冷冻球囊消融

【病史摘要】

患者男性,63 岁,因"活动后气促 5 年,再发 1 周"入院。既往有"高血压、2 型糖尿病"。入院诊断:①慢性心力衰竭急性加重 心功能Ⅳ级;②阵发性房颤(CHA2DS2 - VASc-60 3 分,HAS-BLED 0 分);③高血压 3 级 极高危;④2 型糖尿病。

【诊疗过程】

(一)术前检查

心电图(ECG):心房颤动、间歇性左束支传导阻滞(图 13-86)。心脏彩超:LA 50 mm,LVEF 50%(图 13-87)。食管超声:无左心房及左心耳血栓声像。

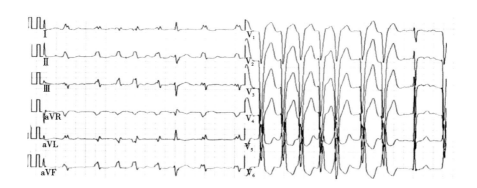

图 13-86　术前心电图(病例六)

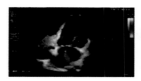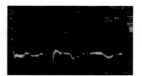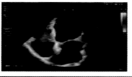

M型或二位数据/mm	参考值/mm	PW,CW,TDI/(cm/s)	心功能数据	参考值
AO:27	（20~35）	E(MV):73	EDV:171 mL	
LA:50 ↑	（20~35）	A(MV):	ESV:87 mL	
LVd:58 ↑	（35~55）	AV:150	LVEF:50 % ↓	（55%~80%）
IVSd:11	（8~12）	PV:78	LVFS:25 %	（25%~50%）
LVPWd:11	（8~12）	E/E':12	CO:6.0 L/min	
RV(横):42 ↑	<41	E':6.3	HR:72 次/min	
RA(横):50 ↑	<41	A':	E/A	
MPA:30 ↑	（20~28）		TR速： m/s	

超声所见：

1.主动脉无增宽，主动脉瓣膜回声不粗，瓣膜开放好，关闭好；肺动脉稍宽，肺动脉瓣膜回声不粗，开放尚好，关闭尚好。

2.二尖瓣膜回声不粗，开放好，关闭欠佳；三尖瓣膜回声不粗，开放好，关闭欠佳。

3.左心房扩大，左心室稍扩大，右心房扩大，右心室稍大。

4.房间隔与室间隔未见连续中断。

5.室间隔与左心室后壁呈逆向运动，左心室壁未见明显增厚。

6.CDFI：二尖瓣少许收缩期间反流信号；

三尖瓣少许收缩期间反流信号；

主瓣膜未见明显舒张期反流信号。

7.TDI：长轴方向左心室心肌运动速度未见明显减低。

8.室壁运动分析：各个室壁运动协调，运动稍减弱。

超声诊断：

主动脉弹性下降；

心肌舒张功能下降，收缩功能下降；

全心扩大，轻-中度二尖瓣反流，轻度三尖瓣反流；

肺动脉稍宽，肺动脉压无增高。

图 13-87 术前心脏彩超（病例六）

　　肺静脉CTA分析：左上肺静脉前庭较大，后顶部略膨隆，呈"喇叭口"形态，分支开口较远，且比较细，Achieve电极直接进入主分支即可，需进行前庭扩大消融，特别是后顶膨隆处。左下肺静脉开口及主分支均朝向后下，将Achieve电极送入下分支，采用"曲棍球"技术进行封堵。右上肺静脉前庭较大，呈"喇叭口"形态，Achieve电极进入主分支后常规封堵+前庭扩大消融。右下肺静脉开口低，朝后下，开口不大，选择中分支，常规封堵，保证同轴实现完全封堵，封堵时注意调整鞘管朝向后壁（图13-88、图13-89）。

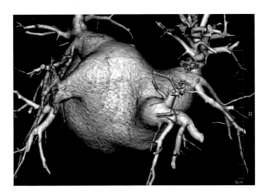 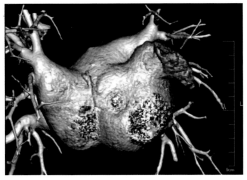

图 13-88　肺静脉 CTA（PA 位,病例六）　　　图 13-89　肺静脉 CTA（AP 位,病例六）

（二）术中操作

1. 左上肺静脉　第一次将 Achieve 电极送入主分支,进行常规封堵(图 13-90),冷冻 180 s,最低温度 -51 ℃,TTI 为 51 s(图 13-91、图 13-92)。第二次球囊外撤,稍微顺时针转鞘指向后壁,推送鞘管将球囊顶住后顶部,下口泄漏,后顶前庭扩大(图 13-93)。第三次鞘管逆时针旋转并打弯,上口泄漏,下口前庭扩大(图 13-94)。

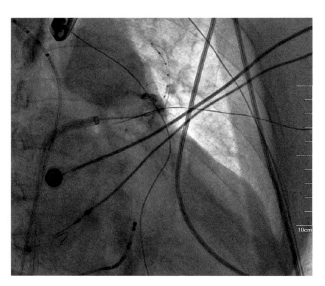

图 13-90　左上肺静脉造影剂滞留,封堵良好

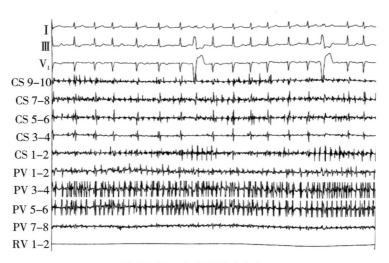

图 13-91 左上肺静脉电位

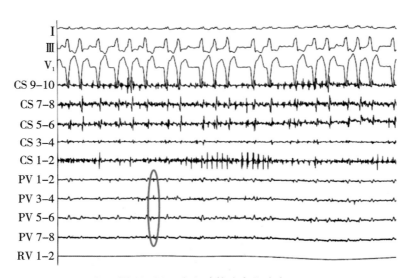

图 13-92 左上肺静脉电位消失

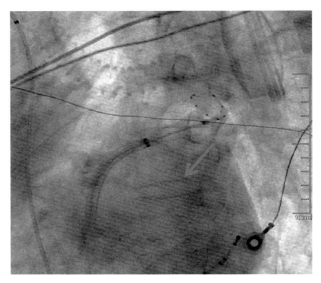

图 13-93　造影提示左上肺静脉下口泄漏,后顶前庭扩大

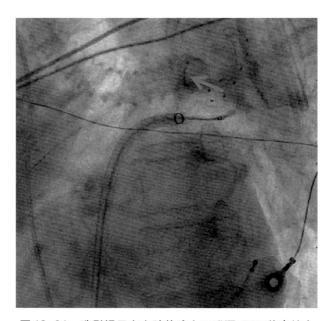

图 13-94　造影提示左上肺静脉上口泄漏,下口前庭扩大

　　2. 左下肺静脉　开口朝后下,采用"曲棍球"技术进行封堵,球囊和环标固定,鞘管一边打弯一边上推,打弯点在左心房顶部作为支撑(图 13-95)。冷冻 180 s,最低温度-52 ℃,TTI 为 50 s(图 13-96、图 13-97)。

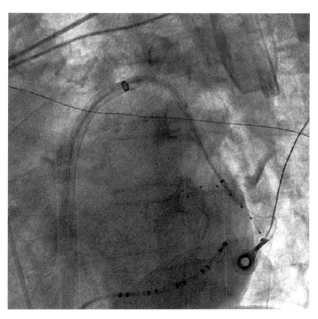

图 13-95　左下肺静脉造影剂滞留,封堵良好

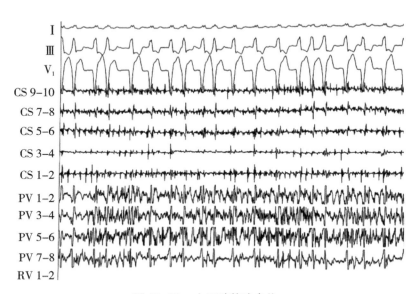

图 13-96　左下肺静脉电位

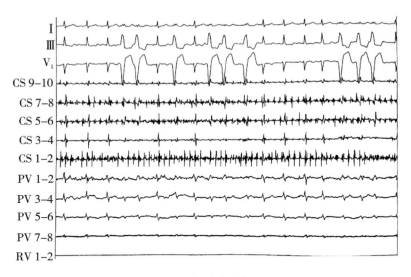

图 13-97　左下肺静脉电位消失

　　3. 右上肺静脉　第一次冷冻将 Achieve 电极送入主分支,进行常规封堵(图 13-98),冷冻 180 s,最低温度-52 ℃,TTI 为 38 s(图 13-99、图 13-100)。第二次冷冻操作球囊外撤,鞘打弯往上送鞘,下口泄漏,上口前庭扩大(图 13-101)。第三次鞘管打弯稍往下拉,上口泄漏,下口前庭扩大(图 13-102)。

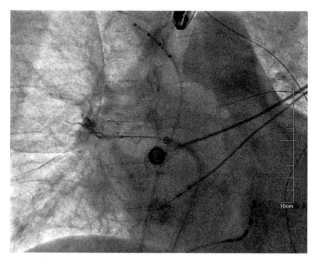

图 13-98　右上肺静脉造影剂滞留,封堵良好

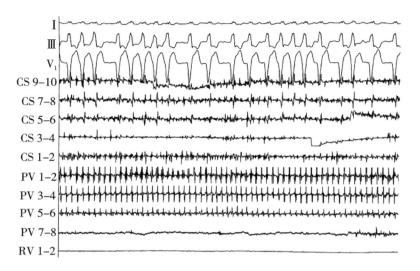

图 13-99 右上肺静脉电位

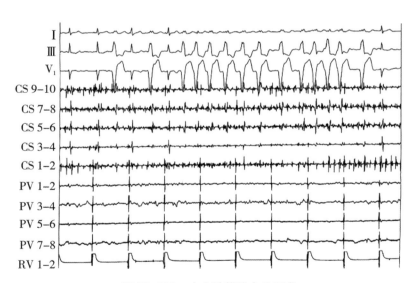

图 13-100 右上肺静脉电位隔离

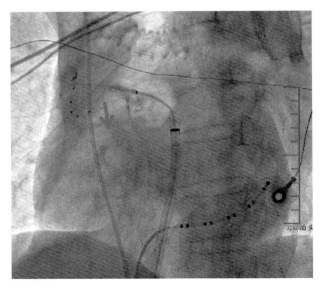

图 13-101　造影提示右上肺静脉下口泄漏,上口前庭扩大

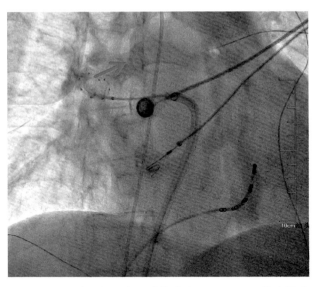

图 13-102　造影提示右上肺静脉上口泄漏,下口前庭扩大

　　4. 右下肺静脉　将 Achieve 电极送入中分支,进行常规封堵(图 13-103),冷冻 180 s,最低温度-53 ℃ ,TTI 为 39 s(图 13-104、图 13-105)。

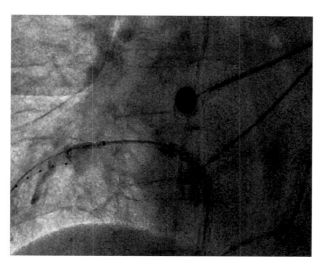

图 13-103　右下肺静脉造影剂滞留,封堵良好

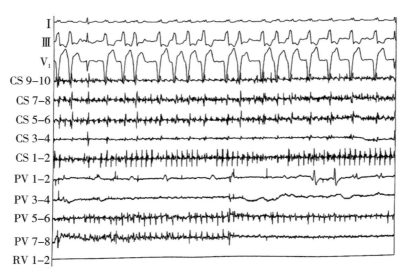

图 13-104　右下肺静脉电位

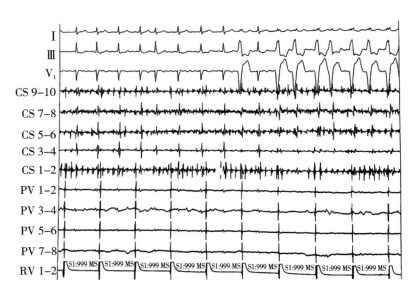

图 13-105　右下肺静脉电位消失

患者肺静脉实现电隔离后,心律仍为房颤心律,予以同步电复律后转为窦性心律(图13-106)。

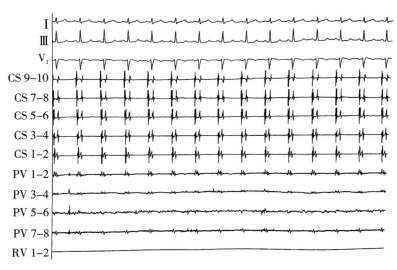

图 13-106　术后心电图

(三)术后随访

患者术后予以利伐沙班抗凝、"新四联"优化抗心力衰竭等治疗。门诊随访患者,气促症状明显改善,活动耐量提高;心电图维持窦性心律,未见左束支传导阻滞;复查心脏彩超提示左心房较术前缩小,二尖瓣反流减轻,射血分数亦较前改善(图 13-107、

图 13-108）。

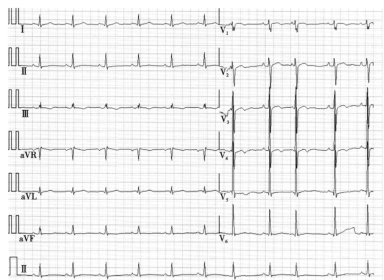

图 13-107　随访心电图

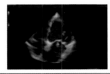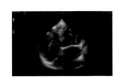

M型或二位数据/mm	参考值/mm	PW,CW,TDI/(cm/s)	心功能数据	参考值
AO:32	（20~35）	E(MV):137	EDV:195 mL	
LA:44　↑	（20~35）	A(MV):65	ESV:80 mL	（55%~80%）
LVd:62　↑	（35~55）	AV:141	LVEF:58 %	（25%~50%）
IVSd:11	（8~12）	PV:75	LVFS:32 %	
LVPWd:9	（8~12）	E/E':	CO:　L/min	
RV(横)：-	<41	E':	HR:　次/min	
RA(横)：45　↑	<41	A':	E/A	
MPA：-	（20~28）		TR速:　m/s	

超声所见:

1.主动脉无增宽，主动脉瓣膜回声不粗，瓣膜开放好，关闭好；肺动脉稍宽，肺动脉瓣膜回声不粗，开放尚好，关闭尚好。

2.二尖瓣膜回声不粗，开放好，关闭欠佳；三尖瓣膜回声不粗，开放好，关闭欠佳。

3.左心房扩大，左心室稍扩大，右心房扩大，右心室不大。

4.房间隔与室间隔未见连续中断。

5.室间隔与左心室后壁呈逆向运动，左心室壁未见明显增厚。

6.CDFI：二尖瓣少许收缩期间反流信号；
　　　　三尖瓣口见少许反流信号，CW估测肺动脉收缩压约42 mmHg；
　　　　主瓣膜未见明显舒张期反流信号。

7.TDI：长轴方向左心室心肌运动速度未见明显减低。

8.室壁运动分析：各个室壁运动协调，运动稍减弱。

超声诊断:

主动脉弹性下降；
心肌舒张功能下降，收缩功能尚可；
左心及右心房扩大，轻度二尖瓣、三尖瓣反流；
肺动脉稍宽，肺动脉压偏高。

图 13-108　随访彩超结果

【病例解析】

1. 术前肺静脉 CTA 对于术中封堵操作指导参考意义非常大,根据肺静脉解剖结构采取不同的封堵技巧。

2. 粗大的上肺静脉前庭,可以采取后上顶及前下口的两次补充消融来实现前庭扩大。

3. PVI 是房颤消融的基石,PVI 以外的消融策略百家争鸣,阵发性房颤首次消融倾向选择只干预 PVI。

4. 该患者心力衰竭合并房颤,心力衰竭加重的诱因考虑与房颤反复发作有关,且房颤发作时易合并左束支传导阻滞,心室电活动不同步会使心功能进一步恶化。已有研究证实心力衰竭合并房颤的患者行导管消融治疗相较于药物治疗明显降低全因死亡率或住院率。《经冷冻球囊消融心房颤动中国专家共识》已把合并心力衰竭的房颤患者作为冷冻球囊消融的适应证进行推荐。而随访数据也显示该患者恢复窦性心律后束支传导阻滞改善,瓣膜反流及心功能均有改善,提示此类患者能从冷冻消融中获益。

(蔡志雄)

病例七　持续性房颤冷冻球囊消融扩大顶部线

【病史摘要】

患者女性,63 岁,因"胸闷 1 个月"入院。既往有"糖尿病、股骨头置换术、脑膜瘤切除术"等病史。诊断:①持续性房颤(CHA2DS2-VASc-60 3 分,HAS-BLED 0 分);②2 型糖尿病;③左侧颞叶脑膜瘤后;④髋关节置换术后。

【诊疗过程】

超声心动图:左心房前后径 40 mm,左心室射血分数 58%。心电图示心房颤动(图 13-109)。冠状动脉造影未见冠状动脉狭窄。肺静脉 CTA:左心房及左心耳未见血栓,4 根肺静脉规整,未见畸形(图 13-110)。

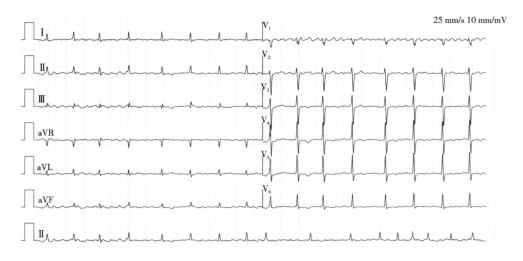

图 13-109 术前心电图示心房颤动(病例七)

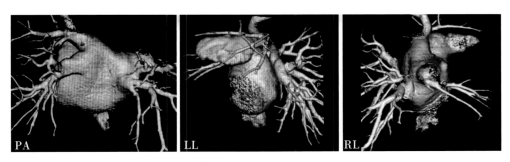

图 13-110 肺静脉 CTA(病例七)
左心房及左心耳未见血栓,4 根肺静脉规整,未见畸形。

手术策略:患者为持续性房颤,CHA2DS2-VASc-60 3 分,HAS-BLED 0 分,左心房前后径 40 mm,左心室射血分数 58%,具有心房颤动消融指征。手术策略为肺静脉隔离+顶部线冷冻消融。该病例肺静脉规整,封堵隔离难度不大,难点在于顶部线冷冻消融。

手术流程:全身麻醉,经食管超声检查左心房/心耳未见血栓。穿刺左侧股静脉,置入 6 F、7 F 鞘管,送入冠状窦电极及右室电极(冷冻右侧肺静脉时右室电极置于上腔静脉行膈神经起搏);穿刺右侧股静脉,置入 SL1 鞘管,穿刺房间隔,左心房造影(图 13-111);SL1 鞘置换为 FlexCath 鞘,选用 Arctic Front 二代球囊行肺静脉隔离(图 13-112 ~ 图 13-116),然后行顶部线消融(图 13-117);顶部线消融结束后行电复律(图 13-118)。术中采用 Ensite 三维标测系统构建左心房模型及电压标测(图 13-119)。

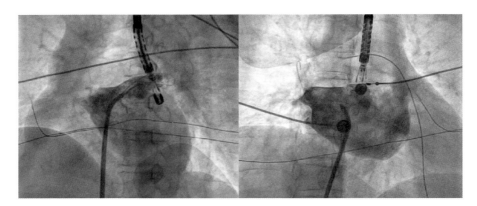

图 13-111　左心房造影

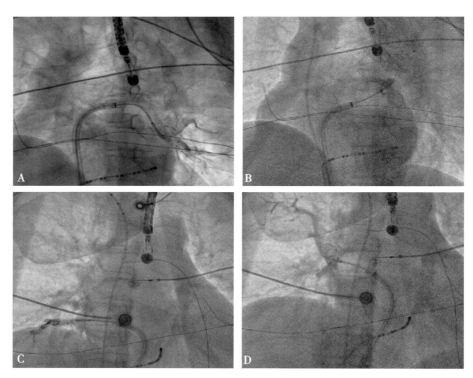

　　A. 左下肺静脉（LIPV）；B. 左上肺静脉（LSPV）；C. 右下肺静脉（RIPV）；D. 右上肺静脉（RSPV）。

图 13-112　冷冻球囊完全封堵

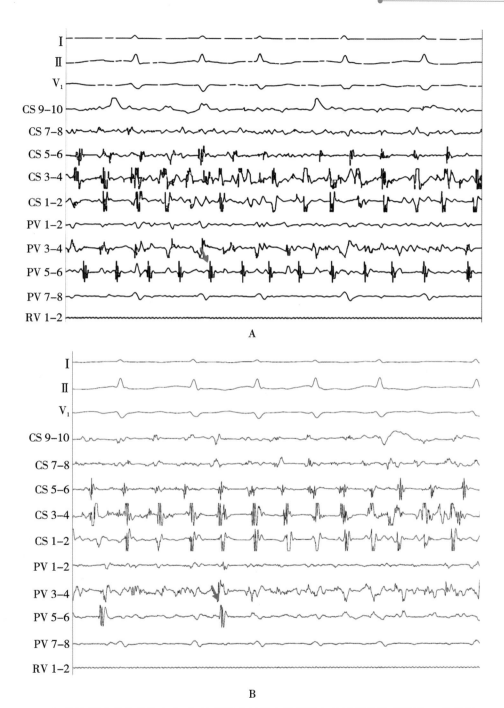

A. 冷冻消融前肺静脉电位；B. 冷冻消融过程中肺静脉电位减慢脱落，TTI 25 s，最低温度-48 ℃，冷冻时间180 s。箭头所指为肺静脉电位。

图13-113　左下肺静脉电位

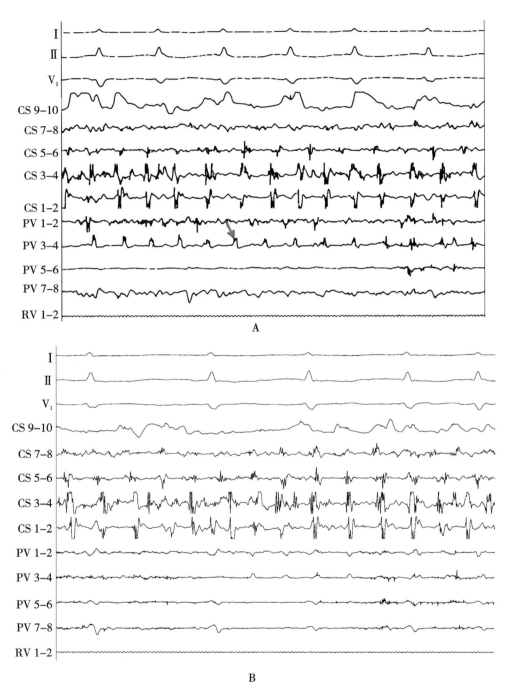

A

B

A. 冷冻消融前肺静脉电位;B. 肺静脉电位消失,最低温度-54 ℃,冷冻时间 180 s。箭头所指为肺静脉电位。

图 13-114　左上肺静脉电位

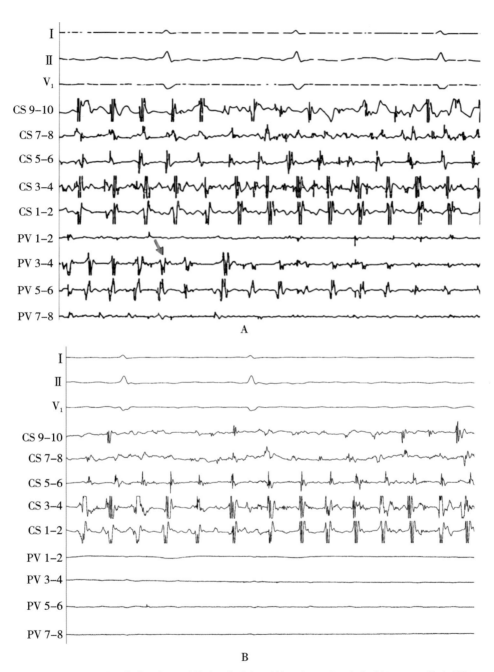

A. 冷冻消融前肺静脉电位；B. 肺静脉电位消失，最低温度 −50 ℃，冷冻时间 180 s。箭头所指为肺静脉电位。

图 13−115　右下肺静脉电位

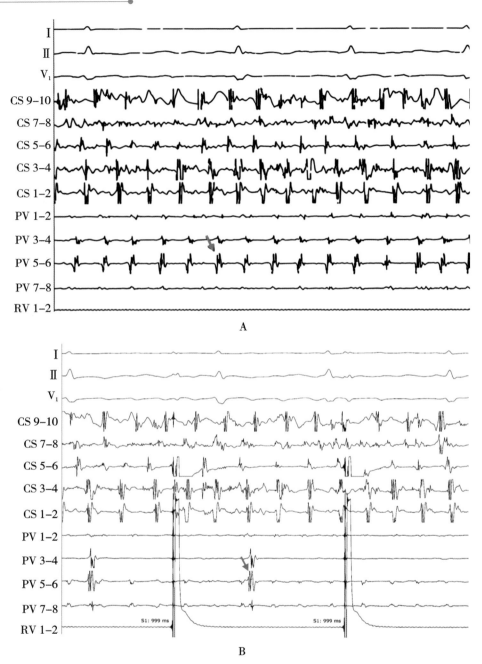

A. 冷冻消融前肺静脉电位；B. 肺静脉电位减慢脱落，TTI 30 s，最低温度 –52 ℃，冷冻时间180 s。箭头所指为肺静脉电位。

图 13-116　右上肺静脉电位

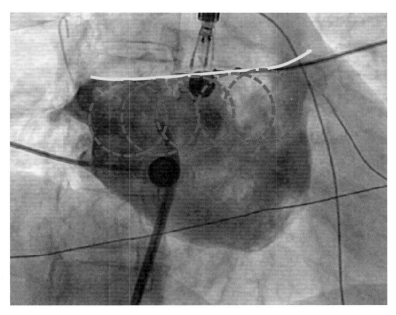

图 13-117 顶部线消融

在 RAO 30°下,左心房造影确定顶部线(黄色实线)。Achieve 电极置于 LSPV,鞘管稍打弯,上顶鞘管使 Arctic Front 二代球囊冷冻区域贴靠左心房后顶部,避免损伤 Bachmann 束(上房间束),顺时针旋转鞘管,从左侧向顶部中线贴靠2个球囊,相邻2个球囊重叠需足够,确保造成连续性损伤。然后 Achieve 置于 RSPV,上顶鞘管使 Arctic Front 二代球囊冷冻区域贴靠左心房后顶部,逆时针旋转鞘管,从右侧向顶部中线贴靠3个球囊,每次冷冻120 s。红色虚线圆圈代表消融过程中球囊位置。

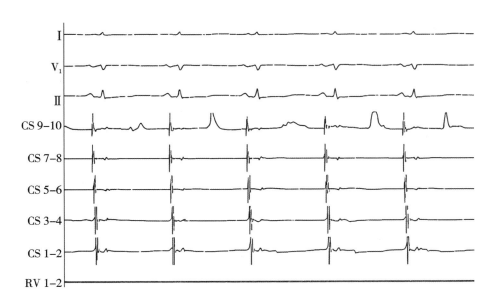

图 13-118　肺静脉隔离+顶部线冷冻消融后150 J 电复律转复窦性心律

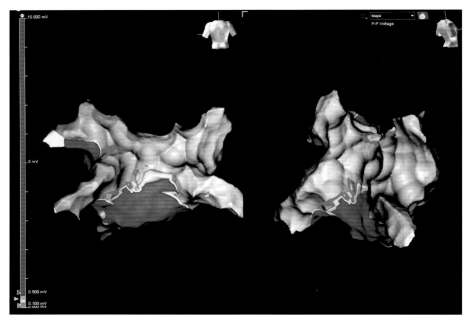

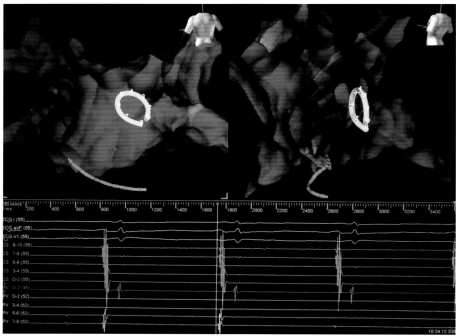

A.肺静脉及左心房后顶部低电压,电压设置为 0.1~0.5 mV,灰色区域代表电压<0.1 mV,紫色区域代表电压>0.5 mV;B.窦性心律下后壁激动从底部向上传导(PV 7-8 靠下,PV 5-6 靠上,PV 7-8 领先于 PV 5-6),提示左心房顶部线阻滞。

图 13-119　Ensite 三维标测系统下左心房电压标测

术后随访:患者术后应用利伐沙班、索他洛尔、达格列净、沙库巴曲缬沙坦钠等药物治疗。半年后门诊随访胸闷症状改善,动态心电图示维持窦性心律。

【病例解析】

1. 冷冻球囊消融治疗持续性心房颤动安全、有效,国内外指南均有推荐,不仅可以实现肺静脉隔离,亦可以行左心房顶部线消融。

2. 冷冻球囊顶部线消融操作要点:左心房造影确定顶部线,Achieve 电极置入 LSPV 锚定,鞘管稍打弯,上顶鞘管使 Arctic Front 二代球囊冷冻区域贴靠左心房后顶部,避免损伤 Bachmann 束,顺时针旋转鞘管,从左侧向顶部中线消融,相邻两个球囊重叠需足够,确保造成连续性损伤。然后 Achieve 电极置入 RSPV 锚定,逆时针旋转鞘管,从右侧向顶部中线消融,每次冷冻 120~150 s。一般情况下 5~6 个球,可形成一条连续消融带。

3. 三维标测系统(如 Ensite 等)有助于判断左心房基质情况,验证肺静脉前庭损伤范围及顶部线连续性,证实冷冻球囊可在左心房顶部消融形成连续、均匀且宽大的隔离带,不容易出现 gap。

(蔡志雄)

病例八　阵发性房颤冷冻球囊消融治疗

【病史摘要】

患者男性,48 岁,因"间断心慌伴胸闷 4 月余"入院。4 月前无明显诱因出现心慌、胸闷,持续时间约数分钟,无胸痛,无头晕、黑蒙,就诊于当地医院行心电图检查提示"心房颤动"。2 周前因上述症状加重入院进一步治疗。入院后血常规、肝肾功能、凝血功能、甲状腺功能、电解质、BNP 等检查未见异常。

既往史:发现血压升高 1 个月,服用马来酸依那普利,血压控制尚可。

【诊疗过程】

患者术前常规心电图提示窦性心律。症状发作心电图(图 13-120)提示阵发性心房颤动。经胸超声心动图(图 13-121)示左心房前后径 25 mm,LVEF 72%。肺静脉及左心房 CTA(图 13-122)未见血栓形成。肺静脉特征:肺静脉与左心房连接未见明显异常,4 支肺静脉发育相对规整。该患者阵发性心房颤动诊断明确,反复发作,具有心房颤动消融指征。患者肺静脉解剖未见明显异常,行心房颤动冷冻球囊消融治疗,选择 28 mm 冷冻球囊。

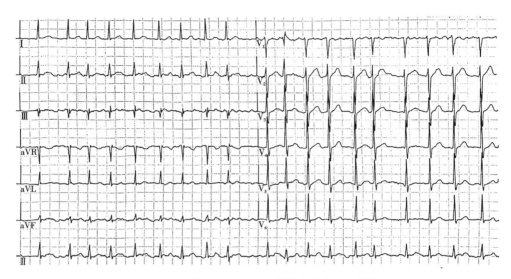

图 13-120　发病心电图示阵发性心房颤动（病例八）

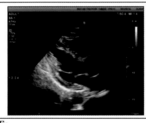 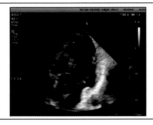

M+B-MODE:

升主动脉内径	34 mm	左心室舒末/收末前后径 47/27 mm	左心室舒末横径 45 mm
右心室流出道内径	27 mm	室间隔厚度/搏幅 8/9 mm	左心室舒末长径 70 mm
主动脉窦部内径	35 mm	左心室后壁厚度/搏幅 8/11 mm	主肺动脉内径 23 mm
左心房前后径	25 mm	右心室前后内径 17 mm	E/e' mm
左心功能测定：EF 72%	FS 41%	SV 74 mL	CO 4.9 L/min

CDFI及PW:

采样部位	MV下	MV上	TV下	TV上	LVOT	AO	PV上	房水平	室水平
峰值流速/(cm/s)	80/60		50		80	100	80		
压力阶差/mmHg									
彩色血流/cm²									

超声描述：透声条件和图像质量：乙

　　2D+M:各房室腔及大血管内径正常范围。各组瓣膜纤细，位置、形态、启闭运动未见异常。室间隔及左心室后壁厚度、收缩幅度正常，运动协调。未见明确室壁运动异常。左心室整体收缩功能正常，EF值约72%。心搏规则。心包腔未见异常。

　　CDFI：各瓣膜区血流PW、Color未见异常。

　　TDI显示二尖瓣环运动曲线E峰<A峰。

图 13-121　经胸超声心动图（病例八）

左心房前后径 25 mm，LVEF 72%。

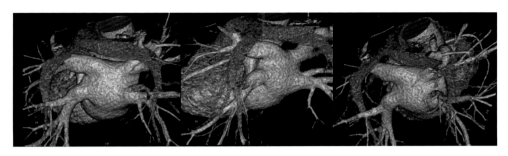

图 13-122　肺静脉 CTA(病例八)

在局部麻醉下行房间隔穿刺,穿刺成功后,给予肝素 4000 U 抗凝,分别行左上、左下、右上及右下肺静脉造影(图 13-123),选择 28 mm 球囊进行消融。肺静脉造影显示清晰的肺静脉开口。

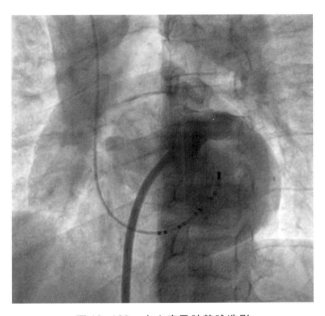

图 13-123　左心房及肺静脉造影

将 Achieve 电极送入左上肺静脉后首先进行左上肺静脉的冷冻消融,球囊封堵完全、造影剂显示滞留后开始冷冻,第一次冷冻 180 s,最低温度-53 ℃,TTI 为 20 s;第二次巩固消融,冷冻 120 s,最低温度-48 ℃(图 13-124)。左上肺静脉冷冻结束后可见清晰的自律性电位(图 13-125)。

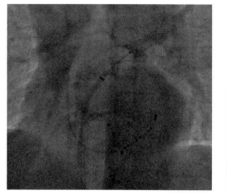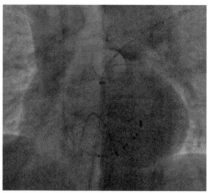

	30 s	60 s	总时间	最低温度	TTI
LSPV-1	-32 ℃	-40 ℃	180 s	-53 ℃	20 s(-21 ℃)
LSPV-2	-32 ℃	-42 ℃	120 s	-48 ℃	/

图 13-124　冷冻左上肺静脉

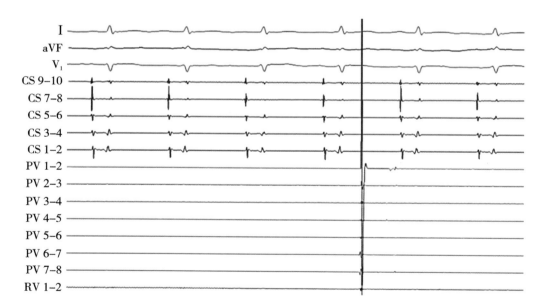

图 13-125　左上肺静脉冷冻后出现自律电位

　　左上肺静脉冷冻之后将 Achieve 电极送入左下肺静脉,球囊封堵完全、造影剂显示滞留后开始冷冻,第一次冷冻 180 s,最低温度 -46 ℃,TTI 为 45 s;第二次巩固消融,冷冻 150 s,最低温度 -42 ℃(图 13-126)。

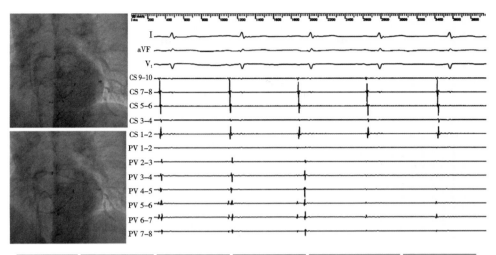

	30 s	60 s	总时间	最低温度	TTI
LIPV-1	-25 ℃	-37 ℃	180 s	-46 ℃	45 s(-33 ℃)
LIPV-2	-27 ℃	-35 ℃	150 s	-42 ℃	/

图 13-126　冷冻左下肺静脉

　　左下肺静脉冷冻结束后,将 Achieve 电极送入左上肺静脉分支远端,以起导引作用,鞘逆时针朝前转,进行左心耳嵴部巩固。单次冷冻 120 s,最低温度-50 ℃,肺静脉和心房完全隔离(图 13-127)。

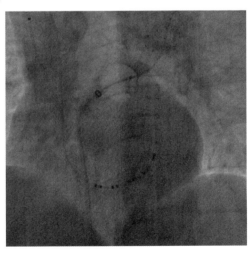

	30 s	60 s	总时间	最低温度	TTI
左心耳嵴部	-36 ℃	-45 ℃	120 s	-50 ℃	/

图 13-127　冷冻左心耳嵴部

左肺静脉隔离之后顺时针转鞘,将 Achieve 电极送入右上肺静脉进行右上肺静脉冷冻。球囊封堵完全、造影剂显示滞留后开始冷冻,第一次冷冻 180 s,最低温度-46 ℃,TTI 为 42 s;第二次巩固消融,冷冻 120 s,最低温度-55 ℃(图 13-128)。

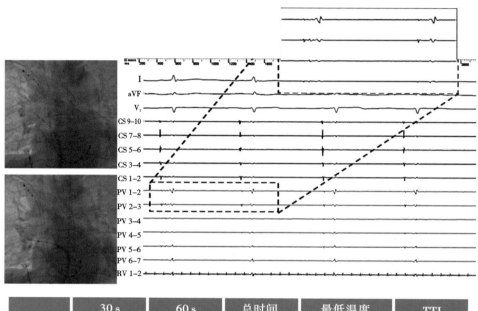

	30 s	60 s	总时间	最低温度	TTI
RSPV-1	-32 ℃	-41 ℃	180 s	-46 ℃	42 s(-35 ℃)
RSPV-2	-26 ℃	-48 ℃	120 s	-55 ℃	/

图 13-128　冷冻右上肺静脉

右上肺静脉隔离后将 Achieve 电极送入右下肺静脉,球囊封堵完全、造影剂显示滞留后开始冷冻,第一次冷冻 180 s,最低温度-45 ℃,TTI 为 45 s;第二次巩固消融,冷冻 180 s,最低温度-39 ℃(图 13-129)。

验证右上肺静脉阻滞:Achieve 电极起搏右上肺静脉口,证明传出阻滞(图 13-130)。

起搏右上肺静脉深处 PV 3-4,电位可传出。但 PV 7-8 电位早于 CS 9-10,证明该电位为毗邻结构——上腔静脉电位(图 13-131)。

将球囊送至上腔静脉,单次冷冻 120 s,最低温度-47 ℃,TTI 50 s(图 13-132)。

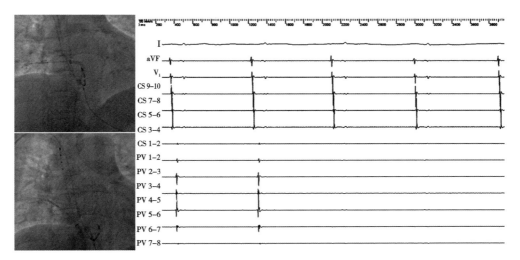

	30 s	60 s	总时间	最低温度	TTI
RIPV-1	-29 ℃	-37 ℃	180 s	-45 ℃	54 s(-35 ℃)
RIPV-2	-28 ℃	-34 ℃	180 s	-39 ℃	/

图 13-129　冷冻右下肺静脉

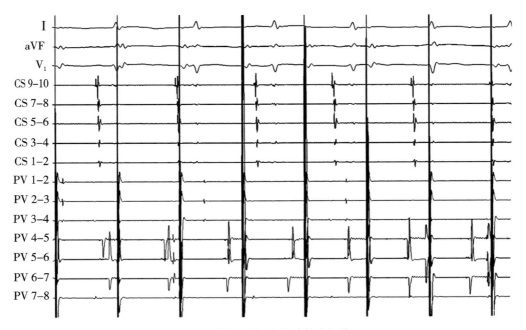

图 13-130　验证右上肺静脉阻滞

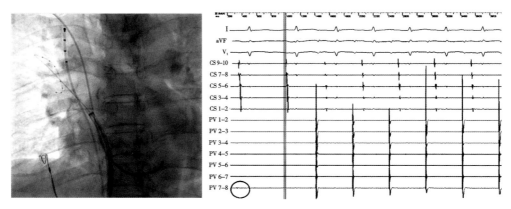

起搏右上肺静脉深处 PV 3–4,电位可传出。但 PV 7–8 电位早于 CS 9–10,证明该电位为毗邻结构——上腔静脉电位。

图 13–131　验证上腔静脉电位

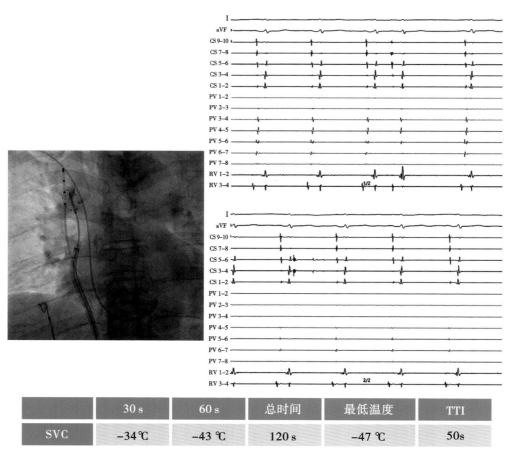

	30 s	60 s	总时间	最低温度	TTI
SVC	−34℃	−43℃	120 s	−47℃	50s

图 13–132　冷冻上腔静脉后,电位消失,TTI 50 s

冷冻结束后,Achieve 电极放到原右上肺静脉深处,电位消失(图 13-133)。术后给予利伐沙班、胺碘酮、泮托拉唑治疗。

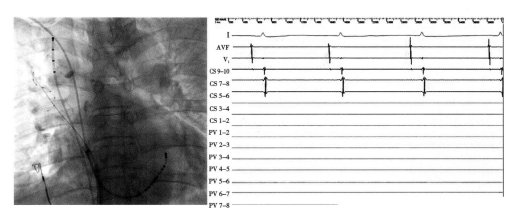

图 13-133　冷冻结束后,Achieve 电极放到原右上肺静脉深处,电位消失

【病例解析】

本例患者在接受了 4 支常规肺静脉消融治疗后,结合右肺静脉内电位传导顺序考虑上腔静脉为其触发灶,进一步对上腔静脉进行冷冻消融。非肺静脉触发灶的存在往往会对心脏电生理活动产生不良影响,并与房颤发生密切相关。在实际操作中,左心房后壁、上腔静脉、冠状窦和左心耳都是非肺静脉触发灶的常见部位。除此之外,界嵴、房间隔、Marshall 静脉,以及二、三尖瓣环等区域也可能存在触发灶。

对于上腔静脉的消融,冷冻消融技术的应用已经存在相关研究。由于冷冻消融具有损伤范围可控、并发症少等优势,因此在处理特定部位如上腔静脉时具有独特的优势。Wei 等对 806 例阵发性心房颤动患者进行第二代冷冻球囊治疗,其中 26 例(3.2%)与上腔静脉相关。治疗首先通过冷冻球囊消融实现肺静脉隔离,若上腔静脉为触发因素,则实施上腔静脉电隔离。结果显示,所有患者上腔静脉实时电位均可观察,21 例(80.8%)成功实现上腔静脉隔离,平均冷冻循环次数为(2.1±1.1)次。隔离时间及消融时间分别为(22.5±14.2)s 和(94.5±22.3)s。5 例(19.2%)出现短暂膈神经损伤,2 例(7.7%)出现可逆性窦房结损伤。随访期间,4 例(15.4%)复发。因此,当上腔静脉确定为房颤驱动因素时,使用 28 mm 冷冻球囊实现上腔静脉隔离是可行的,但需密切监测膈神经功能以避免损伤。Saverio 等在阵发性房颤患者的前瞻性研究中,纳入 37 例接受冷冻球囊消融治疗的阵发性房颤(PAF)患者。肺静脉隔离后对上腔静脉的电位进行标测,如果上腔静脉表现出电活动,则通过单次 180 s 的球囊应用实现隔离。在 SVC 隔离方面,32 例(86.4%)患者完成 SVC 180 s 的冷冻,5 例患者至少进行了 120 s 的冷冻应用(13.5%)。在 SVC 隔离过程中,30 例(81.0%)患者记录到上腔静脉电位消失。平均隔离时间为(36.9±28.7)s,隔离时的温度为-33 ℃(-40～-15 ℃),没有患者发生持续性膈神经损伤或其他并发症。研究进一步提示使用第二代冷冻球囊进行上腔静脉隔离是安全且有效的。

（李红兵　折剑青）

病例九　持续性房颤冷冻球囊顶部线隔离术中转窦性心律

【病史摘要】

患者女性,62 岁,主诉"胸闷、气短 1 周"。1 周前患者无明显诱因出现气短,感胸闷不适、阵发性心慌,持续 30 s～2 min 后缓解。症状与活动及休息无关,无恶心欲呕、双下肢水肿,无出汗及一过性晕厥,无咳嗽、咳痰,为进一步治疗入院。入院后血常规、肝肾功能、凝血功能、甲状腺功能、电解质等检查未见异常,NT-proBNP 3211 pg/mL。

既往 2 型糖尿病病史,未规律监测血糖。

【诊疗过程】

患者术前常规心电图提示心房颤动伴快速心室率。入院心电图（图 13-134）提示持续性心房颤动。床旁经胸超声心动图（图 13-135）提示 LVEF 61%。肺静脉及左心房 CTA（图 13-136）未见血栓形成。肺静脉特征:肺静脉与左心房连接未见明显异常,4 根肺静脉发育相对规整。该患者持续性心房颤动诊断明确,房颤合并射血分数保留性心功能不全,具有心房颤动消融指征。患者肺静脉解剖未见明显异常,行心房颤动冷冻球囊消融治疗。

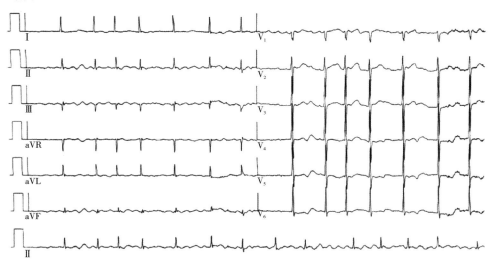

图 13-134　入院心电图

床旁超声检查：

左心室（前后、左右、长径S/D）：28/41 mm、28/41 mm、51/61 mm

　　左心室射血分数（EF）：61%　　左心室短轴缩短率（FS）：31%

1.各房室腔大小及大血管内径未见异常。、

2.室壁运动分析：室间隔及左心室后壁厚度、搏幅正常，左心室壁各节段运动幅度未见异常。

3.各瓣膜厚度、弹性、开放幅度未见异常。

4.将脉冲多普勒取样容积置于二尖瓣下录得舒张期正向层流频谱：E峰76 cm/s，A峰 41 cm/s，E/A>1。

5.彩色血流示：

　　二尖瓣少量反流。

　　三尖瓣少量反流。

　　主动脉瓣少量反流。

超声提示：

　　各房室腔大小及大血管内径未见异常；

　　左心室收缩功能正常；

　　彩色血流示：二尖瓣反流（少量），三尖瓣反流（少量），主动脉瓣反流（少量）。

图 13-135　经胸超声心动图示 LVEF 61%（病例九）

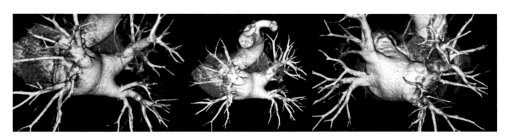

图 13-136　肺静脉 CTA（病例九）

　　在局部麻醉下行房间隔穿刺，穿刺成功后，给予肝素5000 U 抗凝，并对左侧肺静脉及右侧肺静脉造影（图 13-137），显示清晰的肺静脉开口。

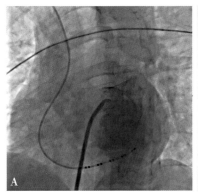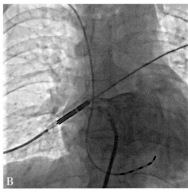

A. 左肺；B. 右肺。

图 13-137　左心房及肺静脉造影

将Achieve电极送入左上肺静脉后首先进行左上肺静脉的冷冻消融,球囊封堵完全、造影剂显示滞留后开始冷冻,第一次冷冻180 s,最低温度-52 ℃,TTI为26 s;第二次巩固消融,冷冻120 s,最低温度-45 ℃(图13-138)。

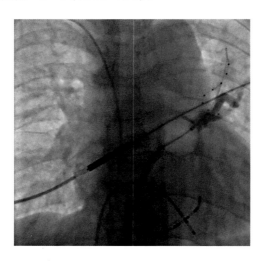

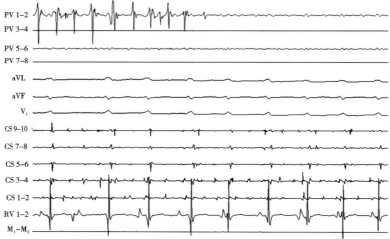

图13-138 冷冻左上肺静脉

TTI为26 s(-24 ℃),最低温度-52 ℃。

左上肺静脉冷冻之后,将Achieve电极送入左下肺静脉,球囊封堵完全、造影剂显示滞留后开始冷冻,第一次冷冻180 s,最低温度-46 ℃,TTI为33 s;第二次巩固消融,冷冻120 s,最低温度-42 ℃(图13-139)。

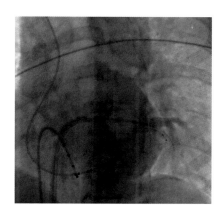

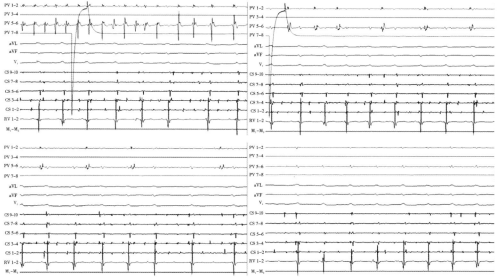

图 13-139 冷冻左下肺静脉

TTI 为 33 s(-30 ℃),最低温度-46 ℃。

　　左肺静脉隔离之后顺时针转鞘,将 Achieve 电极送入右上肺静脉进行右上肺静脉冷冻,球囊封堵完全、造影剂显示滞留后开始冷冻,第一次冷冻 180 s,最低温度-47 ℃,TTI 为 22 s;第二次巩固消融,冷冻 120 s,最低温度-45 ℃(图 13-140)。

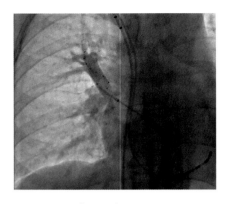

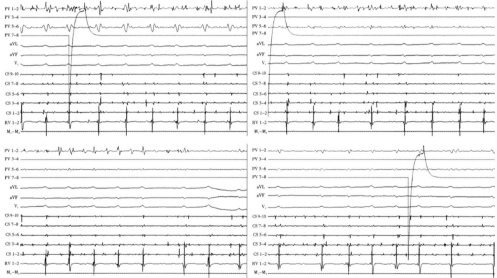

图 13-140　冷冻右上肺静脉

TTI 为 22 s(-19 ℃),最低温度-47 ℃。监测 P 1-2 电位延迟,后消失。

右上肺静脉隔离后,将 Achieve 电极送入右下肺静脉,球囊封堵完全、造影剂显示滞留后开始冷冻,第一次冷冻 180 s,最低温度-53 ℃,TTI 为 53 s;第二次巩固消融,冷冻120 s,最低温度-39 ℃(图 13-141)。

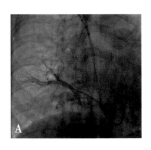

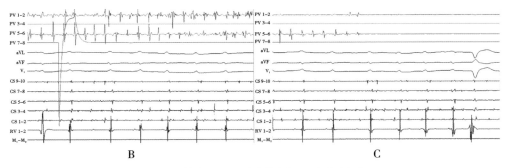

A.右下肺静脉造影;B.冷冻前电位;C.冷冻后电位。

图 13-141　冷冻右下肺静脉

TTI 为 25 s(-20 ℃),最低温度-53 ℃。

考虑患者为持续性房颤,肺静脉隔离后房颤仍未终止,制订进一步手术策略:用球囊进行顶部线的消融(图 13-142)。

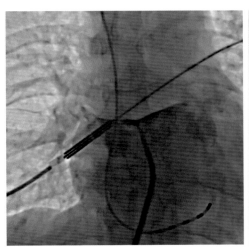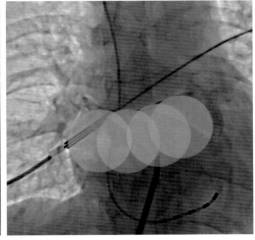

图 13-142　持续性房颤顶部线消融策略

右侧顶部线消融,冷冻 2 次后仍维持房颤(图 13-143)。

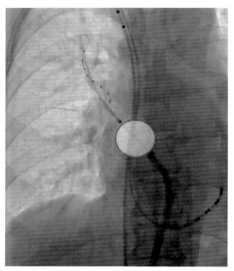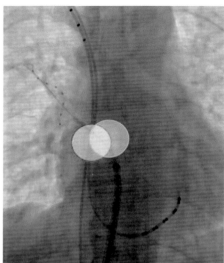

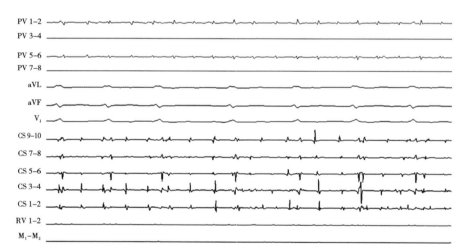

图 13-143　右侧顶部线消融

左侧顶部线消融,冷冻 2 次术中转房扑后转为窦性心律(图 13-144)。

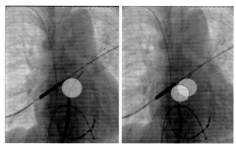

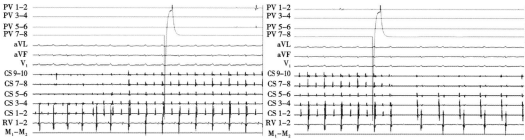

图 13-144　左侧顶部线消融

术后心电图显示为窦性心律,给予利伐沙班、胺碘酮、泮托拉唑治疗。

【病例解析】

本例患者为持续性房颤,在接受了 4 根常规肺静脉消融治疗后,在环肺静脉隔离的基础上,进一步采取左心房顶部线消融策略,消融过程中患者房颤转为房扑后恢复窦性心律。第二代冷冻球囊 2014 年在欧洲获得认证,用于治疗持续性房颤。STOP PERSISTENT AF STUDY 研究进一步评估了第二代冷冻球囊治疗持续性房颤的有效性和安全性,研究结果提示 12 个月后,无房颤/房扑/房速率为 54.8% ,86.8% 不需要二次消融,冷冻球囊相关不良事件为 0.6% 。在该研究基础上冷冻球囊导管治疗持续性房颤获得美国 FDA 审核。

目前建议冷冻球囊消融治疗持续性房颤,在环肺静脉隔离的基础上,进一步实施左心房顶部线消融可提高手术成功率。Ersan Akkaya 等的前瞻性研究入组 101 例持续性房颤患者,观察第二代球囊冷冻消融治疗持续性房颤 3 年的成功率,手术策略为若环肺静脉隔离后房颤持续发作,用第二代球囊加做左心房顶部线(40.6% 的患者做了顶部线),若仍未转窦性心律,则行电转复;若患者存在典型房扑,则加峡部线消融(11.9% 患者加做了三尖瓣峡部线)。研究提示,平均 33 个月随访中,PVI+顶部线组无房颤/房扑/房速复发的成功率为 75.6% ,而仅 PVI 组为 57%(P<0.001),1 年、2 年、3 年成功率(无房颤/房扑复发)分别为 89.1% 、76.9% 、70.3% ,PVI+顶部线组手术成功率显著提高,同时冷冻消融顶部线并不增加围术期并发症。

(李红兵　折剑青)

病例十　冷冻球囊消融左侧肺静脉共干

【病史摘要】

患者女性,57 岁,主诉"反复心悸、胸闷 1 个月"。患者 1 个月前无明显诱因出现阵发性心悸、胸闷,伴气短,持续时间约 10 分钟,伴活动后心累、气促,无牵扯性疼痛,无端坐呼吸、夜间阵发性呼吸困难、发热、咳嗽、黑蒙、晕厥、恶心、呕吐等不适。既往有冠状动脉粥样硬化性心脏病,有头孢药物过敏史。入院诊断阵发性房颤。

【诊疗过程】

患者入院行常规心电图(图 13-145)提示窦性心动过速。动态心电图抓捕到一段房颤心电图。经胸超声心动图(图 13-146)示左心房前后径 31 mm,LVEF 68%。经食管超声心动图(图 13-147)提示房间隔未见缺损,左心耳内未见确切血栓声像。肺静脉及左心房 CTA(图 13-148)可见左心房、肺静脉形态,肺静脉特征:左侧肺静脉共干。该患者阵发性心房颤动诊断明确,反复发作,具有心房颤动消融指征。患者肺静脉解剖未见明显异常,行心房颤动冷冻球囊消融治疗。

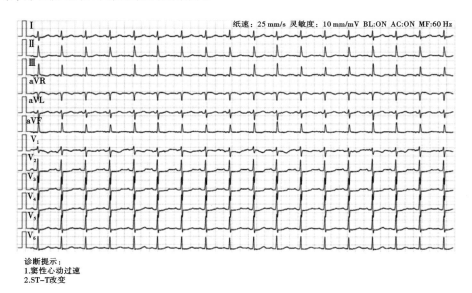

纸速:25 mm/s 灵敏度:10 mm/mV BL:ON AC:ON MF:60 Hz

诊断提示:
1.窦性心动过速
2.ST-T改变

图 13-145　入院心电图(病例十)

影像描述:

急诊彩超检查，仅供急诊筛查。二维超声测值[径线(nm)，面积cm²] LA 31 AO 31 AAO 36 LVPW 8 LV 41 IVS 8 RV 18 RA 46×31 MPA 20；频谱多普勒[速度(m/s),压差(mmHg)] Mve 0.55 Mva 1.08 AV 1.20 PV 0.92；心功能EDD 41 mn ESD 26 mm EF 68% FS 38%。各房室形态、大小正常。主、肺动脉内径正常，升主动脉内径增宽。房、室间隔连续。室间隔与左心室后壁厚度、搏幅正常。静息状态下未见确切节段性左心室壁运动异常。各瓣膜形态、结构未见明显异常。心包腔内未见明显积液声像。多普勒检测：二尖瓣前向血流频谱E。

影像结论:

升主动脉增宽，左心室收缩功能正常。

图 13-146 经胸超声心动图报告(病例十)

左心房前后径达 31 mm，LVEF 68%。

影像描述：

局部麻醉下插管顺利，患者生命体征平稳。左心房、左心耳内及左、右肺静脉入口未探及确切异常回声附着；房间隔未探及确切回声中断。CDFI：左、右肺静脉，左心房及左心耳内血流充盈可；进出左心耳内血流速度分别为V_{max}=0.58m/s、0.48m/s；房水平未探及确切过隔分流信号。

影像结论:

左心房及左心耳内未探及确切血栓声像。

图 13-147 经食管超声心动图报告(病例十)

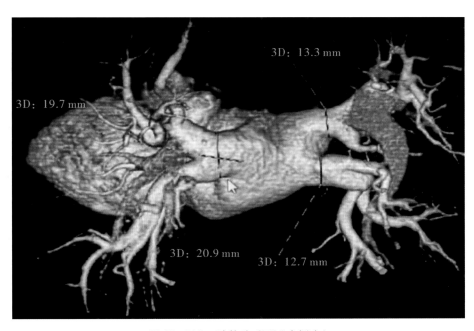

图 13-148 肺静脉 CTA(病例十)

图中数值为 BD 模型下肺静脉口直径。PA 位,左侧肺静脉共干(LCPV)。

在局部麻醉下行房间隔穿刺,穿刺成功后,对左侧肺静脉及右侧肺静脉造影(图13-149),显示清晰的肺静脉开口。从CTA观察到左侧肺静脉是共干且开口较为粗大,如果一次封堵会冷冻过深,可分别进入上、下分支分段消融,同时观察肺静脉电位变化,若上、下分支分段冷冻后仍有肺静脉电位,则考虑共干前后分段消融。

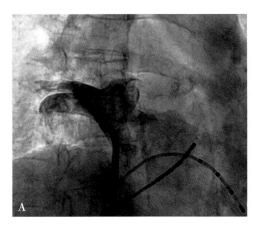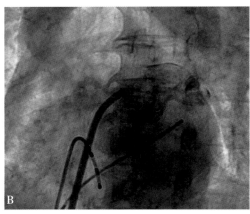

A. 右肺;B. 左肺。

图13-149 肺静脉造影(病例十)

第一次冷冻引导Achieve电极进入上分支,调整球囊贴靠上口,可见上口无造影剂泄漏,冷冻时间180 s,最低温度-38 ℃(图13-150),肺静脉电位延迟,未脱落。

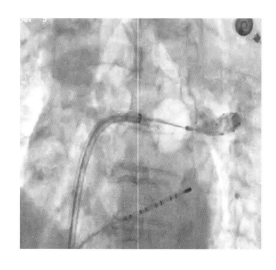

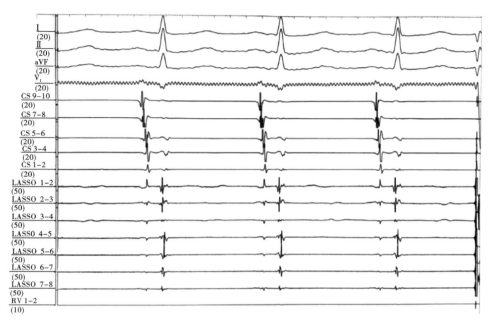

图 13-150　Achieve 电极进入 LCPV 上分支分段消融上口,肺静脉电位延迟

　　第 2 次冷冻引导 Achieve 电极进入下分支,调整球囊贴靠下口,可见下口无造影剂泄露,冷冻时间 180 s,最低温度-40 ℃,TTI 39 s(图 13-151)。

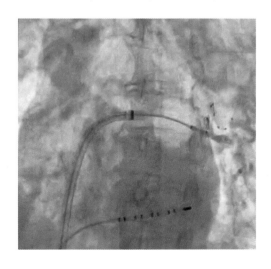

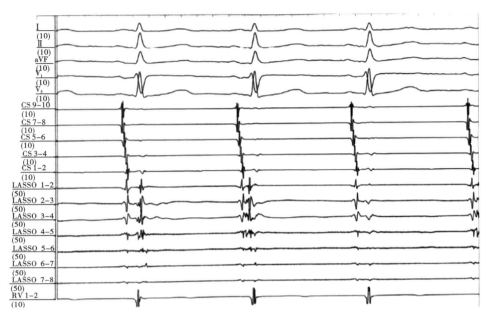

图 13-151　Achieve 电极进入 LCPV 下分支分段消融下口,肺静脉电位延迟脱落,TTI 39 s

　　左侧肺静脉消融结束之后,引导 Achieve 电极进入 RSPV 朝上的分支,患者房颤发作,完全封堵,冷冻时间 180 s,最低温度-45 ℃,TTI 42 s(图 13-152)。

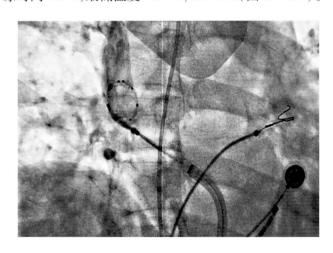

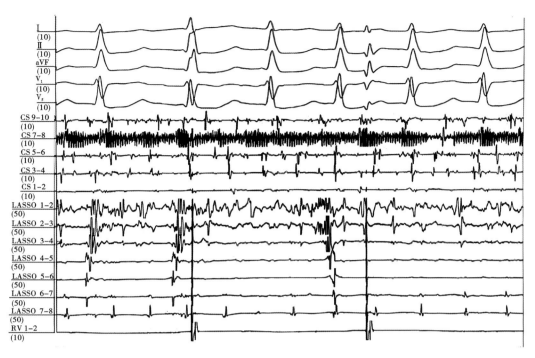

图 13-152　Achieve 电极进入 RSPV 上分支完全封堵,PVP 延迟脱落,TTI 42 s

球囊完全封堵 RIPV,冷冻时间 180 s,最低温度-45 ℃,TTI 47 s。冷冻过程中转窦性心律(图 13-153、图 13-154)。

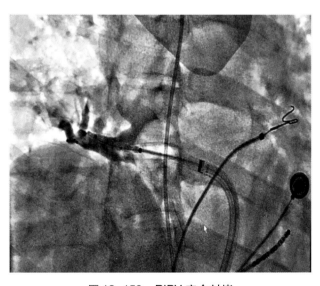

图 13-153　RIPV 完全封堵

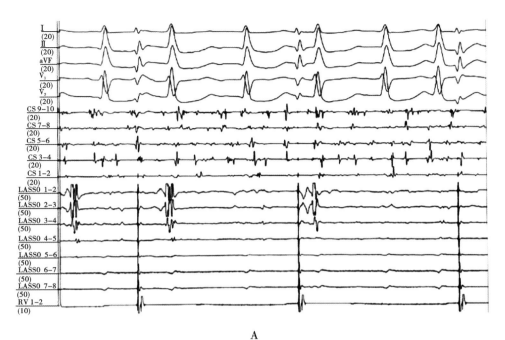

A

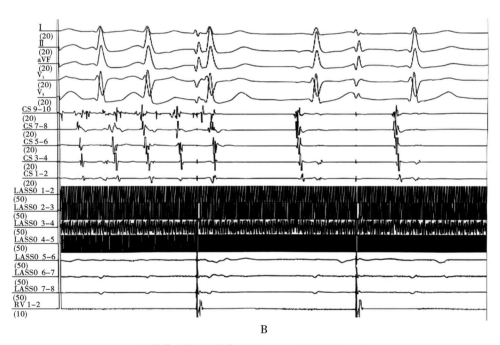

B

A. 肺静脉电位延迟脱落,TTI 47 s;B. 随后转窦性心律。

图 13-154 RIPV 冷冻过程

【病例解析】

肺静脉共干是临床上比较常见的复杂肺静脉,其中以左侧共干居多。共干是冷冻球囊消融的挑战吗? 其实不然。多项临床研究结果证实,冷冻消融共干与非共干的疗效并无显著差异,共干未增加冷冻消融时间、曝光和手术时间。在实际应用中,术前 CTA 至关重要,共干开口大小、长短和形态,下分支角度等可预测冷冻消融难度,可帮助制订术中消融策略。

对于细长共干,可尝试一次封堵;对于粗短共干,可尝试上下口分段消融或上下分支封堵(与常规肺静脉封堵操作类似);粗长共干的难度更大,往往需要多次分段(上、下分段,前、后分段),贴靠部位也需要多次调整。肺静脉电位记录在共干消融中难度较大但很重要,消融中电位变化、Achieve 电极可指示肺静脉电位大致方向,都能帮助球囊更好地贴靠,避免反复消融,增加并发症风险。当然,如果有条件,结合三维可以更加明确冷冻部位,可大大降低共干消融的难度。

(罗　钢)

病例十一　球囊导管反"S"弯处理特殊解剖左上肺静脉

【病史摘要】

患者女性,69 岁,因"反复胸闷、心悸 10 年,加重 10 h"急诊入院。急诊以"①胸闷、心悸、乏力待查;②心房颤动"收入心内科住院治疗。有高血压病史 10 年,最高血压不详,院外长期服用药物,具体不详,现血压控制不详。患者曾被毒蜂蜇伤,于当地人民医院行血液置换后好转出院。入院后血常规、肝肾功能、凝血功能、甲状腺功能、电解质、BNP 等检查均未见异常。入院诊断:房颤伴快速心室率;冠状动脉粥样硬化。

【诊疗过程】

患者入院行常规心电图检查(图 13-155)提示房颤伴快速心室率。动态心电图提示基础心律为窦性心律。经胸超声心动图(图 13-156)示左心房前后径 29 mm,LVEF 63%。经食管超声心动图提示房间隔未见缺损,左心耳内未见确切血栓声像。肺静脉及左心房 CTA(图 13-157)可见左心房、肺静脉形态,肺静脉特征:肺静脉走行规整,无共干、隆起等畸形结构。根据 CT 体位判断,LSPV 的分支特别靠上,且无其他分支,顶部的贴靠需要重点关注。RIPV 开口角度与心房角度几乎垂直,球囊的贴靠稳定性可能不佳,可进入下分支尝试"曲棍球"技术,但操作要适当用力,让球囊贴靠稳定,如果封堵不佳,可分别进入上下分支进行分段消融。该患者阵发性房颤诊断明确,反复发作,具有心房颤动消融指征。患者肺静脉解剖未见明显异常,行心房颤动冷冻球囊消融治疗。

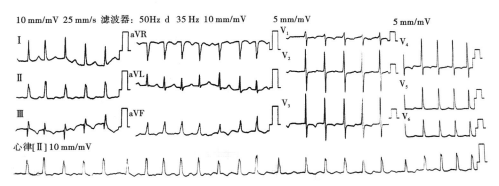

图 13-155　入院心电图(病例十一)

心房颤动,心室率 147 次/min。

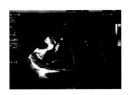

超声测值:
【单位】径线mm, 速度cm/s, 体积 cm³。

大动脉	主动脉瓣环内径:21	主动脉窦部:38	升主动脉内径:43	
房室大小	左心房前后径:29	左心室舒末前后径:48	右心室前后径:26	
左心室壁	室间隔厚度:8	室间隔搏幅:8	左心室后壁厚度:10	左心室后壁搏幅:10
各瓣膜口血流	二尖瓣E峰速度:63	二尖瓣E峰压差:2	二尖瓣A峰速度:54	二尖瓣A峰压差:1
	主动脉瓣速度:137	主动脉瓣压差:8	肺动脉速度:106	肺动脉瓣压差:4
左心收缩功能	EF(M型):63%			
左心舒张功能(TDI)	e'波:6.8 cm/s	a'波:10.4 cm/s		

超声描述:

心脏:

　　主动脉窦部及升主动脉内径增宽,各房室内径测值正常范围。室间隔增厚,余压差、右心室壁厚度正常,收缩幅度正常,左心室壁各节段运动协调。各瓣膜回声、启闭运动未见明显异常。房、室间隔连续。心包腔未见积液声像图。

　　多普勒检查:主动脉瓣少量~中量反流,肺动脉瓣少量反流,余瓣膜未见异常血流信号。

　　左心功能:收缩功能及舒张功能详见数据。

超声诊断:

　　　　主动脉窦部及升主动脉内径增宽;

　　　　室间隔增厚;

　　　　主动脉瓣少量-中量反流;

　　　　肺动脉瓣少量反流;

　　　　左心功能:收缩功能正常,舒张功能减退。

图 13-156　经胸超声心动图(病例十一)

左心房前后径达 29 mm,LVEF 63% 。

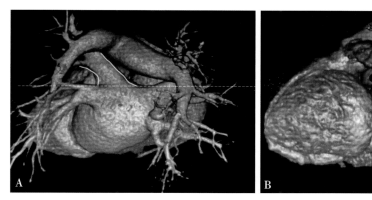

A. PA 位；B. LA 位。

图 13-157　肺静脉 CTA（病例十一）

在局部麻醉下行房间隔穿刺，穿刺成功后，对左侧肺静脉及右侧肺静脉造影（图 13-158），显示清晰的肺静脉开口。

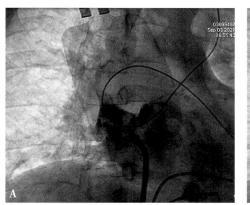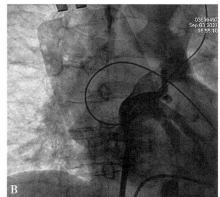

A. 右肺；B. 左肺。

图 13-158　肺静脉造影（病例十一）

LSPV 第一次很容易达到完全封堵（图 13-159），冷冻过程中肺静脉电位逐渐延长，直到 113 s 才脱落，远远大于 60 s，怀疑球囊在冷冻瞬间移位，造成贴靠不好。第二次重新完全封堵，冷冻开始 5 s 内打入造影剂验证封堵良好，TTI 112 s，冷冻停止后肺静脉电位恢复情况见图 13-160。考虑到消融次数及对食管的影响，决定先消融其他肺静脉。

引导 Achieve 电极进入 LIPV 朝下的分支，按照"曲棍球"技巧操作（图 13-161）。冷冻时间 180 s，TTI 24 s，最低温度-43 ℃。

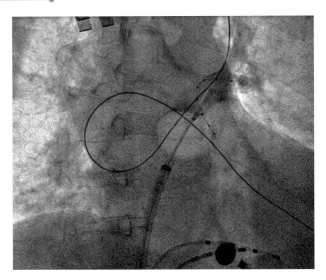

A. 右肺;B. 左肺

图 13-159 LSPV 第一次封堵

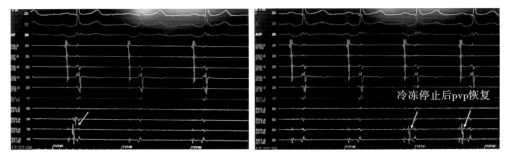

图 13-160 LSPV 冷冻后和复温后肺静脉电位变化,TTI 112 s

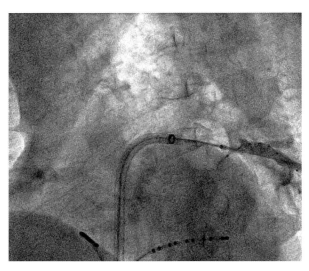

图 13-161 LIPV 封堵"曲棍球"技巧操作

RSPV 第一次完全封堵,温度下降过快,冷冻 60 s 温度下降至−50 ℃。考虑球囊过深可能会增加膈神经损伤风险,决定采用分段消融。第二次调整球囊贴靠顶部,鞘管松弯,球囊沿着顶部往后撤,确保上口无造影剂泄漏,冷冻时间 150 s,最低温度−39 ℃。第三次冷冻球囊贴靠底部,鞘管打弯,球囊沿着底部往后撤,确保下口无造影剂滞留,冷冻时间 150 s,最低温度−38 ℃。3 次冷冻导管操作如图 13-162 所示,冷冻复温后检查无肺静脉电位。

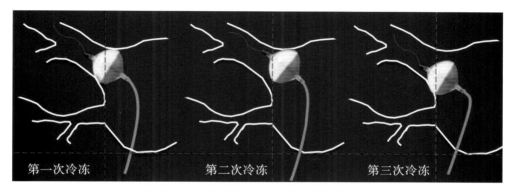

图 13-162 RSPV3 次冷冻的导管操作示意

引导 Achieve 电极到 RIPV 中分支,鞘管以"曲棍球"操作,随后缓慢下拉,同时打造影剂,直至鞘管与球囊和肺静脉口同轴,操作流程如图 13-163 所示。冷冻时间 180 s,TTI 37 s,最低温度−38 ℃。

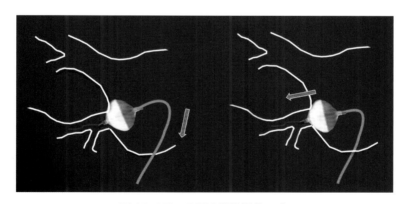

图 13-163 RIPV 封堵操作示意

随后引导 Achieve 电极结合三维电压标测(图 13-164),标测结果显示另外 3 根肺静脉均已隔离,前庭干预范围理想,而 LSPV 电位未隔离,左心耳嵴部和顶部电压值很高,提示 gap 可能存在于这两个部位。

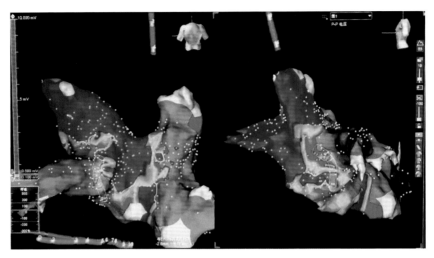

图 13-164　左心房三维电压标测

　　调整鞘管逆时针旋转贴靠左心耳崤部，TTI 80 s，冷冻停止后肺静脉电位仍旧恢复。随后再针对性贴靠后顶部，RAO 体位下判断后顶部贴靠良好（图 13-165），TTI 70 s，冷冻停止后肺静脉电位仍旧恢复，如图 13-166 所示。

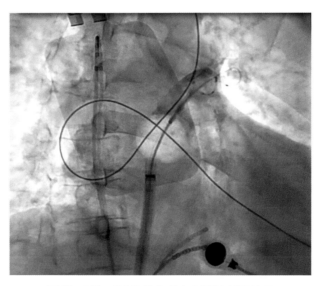

图 13-165　RAO 体位观察 LSPV 封堵情况

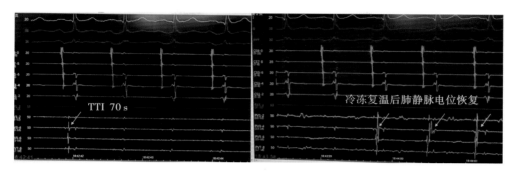

图 13-166 冷冻 LSPV 后顶部电位隔离和恢复过程

　　尝试后仍不能隔离 LSPV 电位,结合 CTA 分析,考虑可能是 LSPV 开口较高,常规操作对顶部的贴靠力度不够,随后采用反"S"弯技巧增加对顶部的贴靠。将 Achieve 电极深置 LSPV 分支,鞘管顺时针旋转指向 RSPV,球囊充气,鞘管打弯与球囊呈"S"形态,同时上顶,造影验证封堵(图 13-167)。冷冻观察到肺静脉电位短时间延迟隔离(图 13-168),TTI 32 s,冷冻时间 180 s,最低温度 -43 ℃。最后结合三维电压标测,4 根肺静脉电位全部隔离,前庭及两肺之间干预彻底(图 13-169)。

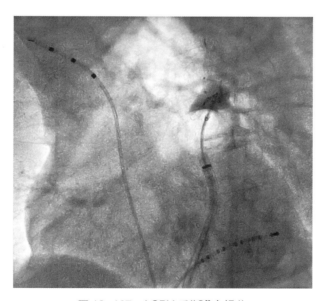

图 13-167 LSPV 反"S"弯操作

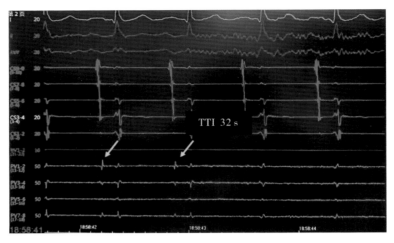

图 13-168　LSPV 电位隔离

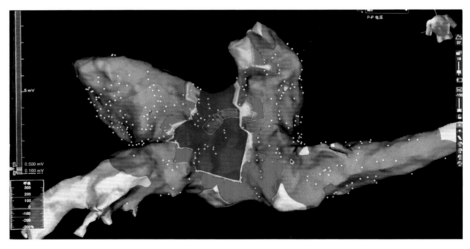

图 13-169　冷冻结束后三维电压标测结果

【病例解析】

TTI 是预测肺静脉有效封堵和 PVI 的重要指标,可以预测 PVI 有效性和持久性。TTI>60 s 提示某些部位贴靠不佳,电位即刻恢复的概率很大,应停止冷冻,重新调整位置。结合文献研究,冷冻球囊消融 gap 点多集中于 LSPV 顶部、左心耳嵴部、两下肺静脉的底部,对于这些部位我们需要重点关注。对于 LSPV 顶部,增加球囊在顶部的贴靠力度的方法也比较多,如球囊自身打弯、鞘管加弯、反"S"弯技巧等,可以根据 CTA 的表现选择使用。

（曹文斋）

病例十二 持续性房颤冷冻球囊消融治疗

【病史摘要】

患者女性,53 岁。2 年前无明显诱因出现发作性心悸,每次持续时间约数分钟至半天,伴心前区闷痛不适、气促、头晕、眼花、黑蒙,无头痛、晕厥,无发热、咳嗽、咳痰,无腹痛、腹胀等不适。未予以重视,未诊治。10 d 前患者上述症状加重,表现为发作频率增加,症状持续时间延长到 1 d,发作时行心电图检查提示心房颤动,予以"美托洛尔"等治疗后症状稍缓解。患者既往身体健康,否认高血压、糖尿病等病史,否认肝炎、结核等传染病史。

【诊疗过程】

患者入院行常规心电图提示房颤伴快速心室率。经胸超声心动图(图 13-170)示左心房前后径 30 mm,LVEF 66%。经食管超声心动图提示房间隔未见缺损,左心耳内未见确切血栓声像。肺静脉及左心房 CTA(图 13-171)可见左心房、肺静脉形态,肺静脉特征:肺静脉走行规整,无共干、隆起等畸形结构。该患者持续性心房颤动诊断明确,反复发作,具有心房颤动消融指征。患者肺静脉解剖未见明显异常,行心房颤动冷冻球囊消融治疗。

检查部位:(成人)经胸超声心动图　　　　床号　　　　仪　器:Phlips EPIQ 5

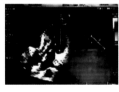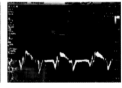

超声测值:
【单位】径线mm,速度cm/s,体积 cm³。

大动脉	主动脉瓣环内径:18	主动脉窦部:29	升主动脉内径:28
房室大小	左房室前后径:30	左心室舒末前后径:48	右心室前后径:19
左心室壁	室间隔厚度:7	左心室后壁厚度:9	左心室后壁搏幅:10
各瓣膜口血流	二尖瓣E峰速度:84	二尖瓣E峰压差:7	二尖瓣A峰速度:48	二尖瓣A峰压差:1
	主动脉瓣速度:176	主动脉瓣压差:12	三尖瓣反流速度:213	三尖瓣反流压差:18
	肺动脉瓣速度:93	肺动脉瓣压差:3		
左心收缩功能	EF(M型):66%		
左心舒张功能(TDI)	a'波:8.2 cm/s	e'波:11.3 cm/s	

超声描述:
心脏:
　　各房室内径测值正常范围。室间隔及左、右心室壁厚度正常,收缩幅度正常,左心室壁各节段运动协调。主动脉瓣开放尚可,关闭不良;余瓣膜回声、启闭运动未见明显异常。房、室间隔连续。心包腔未见积液声像图。
　　多普勒检查:主动脉瓣中量反流,三尖瓣少量反流,余瓣膜未见异常血流信号。
　　左心功能:收缩功能和舒张功能详见数据。

超声诊断:
　　主动脉瓣中量反流;
　　三尖瓣少量反流;
　　心功能:收缩功能正常,舒张功能正常。

图 13-170　经胸超声心动图(病例十二)

左心房前后径达 30 mm,LVEF 66%。

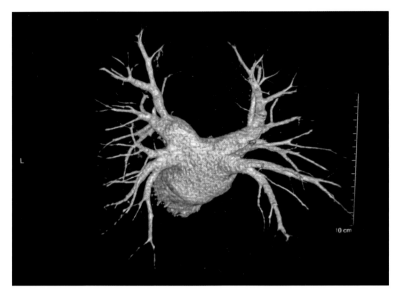

图 13-171　肺静脉 CTA(PA 位,病例十二)

　　在局部麻醉下行房间隔穿刺,穿刺成功后,对左侧肺静脉及右侧肺静脉造影(图 13-172),显示清晰的肺静脉开口。

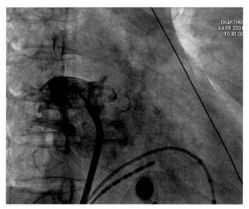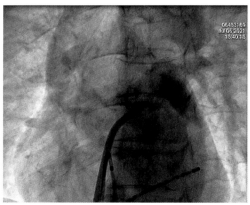

图 13-172　肺静脉造影(病例十二)

　　从 CTA 观察到 LSPV 的开口较为粗大,为了扩大前庭干预面积,LSPV 累计冷冻 2 次。第一次冷冻引导 Achieve 电极进入上分支,调整球囊完全封堵,可见无造影剂泄漏(图 13-173)。冷冻时间 180 s,最低温度-44 ℃,TTI 35 s。第二次冷冻采用分段贴靠巩固 LSPV 后顶部位,冷冻时间 150 s。

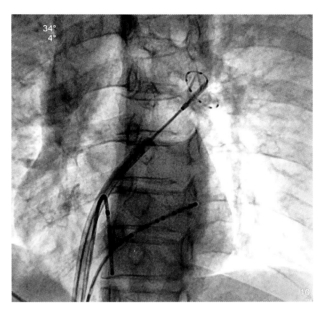

图 13-173　LSPV 第一次冷冻完全封堵影像

LIPV 开口朝下,采用"曲棍球"操作可达到良好封堵(图 13-174)。冷冻时间 180 s,TTI 30 s,最低温度-37 ℃。

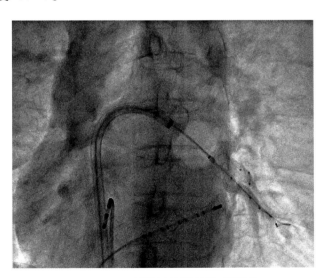

图 13-174　LIPV 封堵"曲棍球"操作

消融右侧肺静脉之前,调整心室电极至上腔静脉寻找膈神经起搏点,以 1000 ms 的起搏间期刺激膈神经,若冷冻过程中膈肌跳动减弱或停止,则立即停止冷冻。引导 Achieve 电极进入 RSPV 朝上的分支,送出球囊后鞘管锚定调整同轴(图 13-175),直至完全封堵后回撤 Achieve 电极观察肺静脉电位,封堵良好之后开始冷冻,单次 180 s,最低温度-46 ℃。

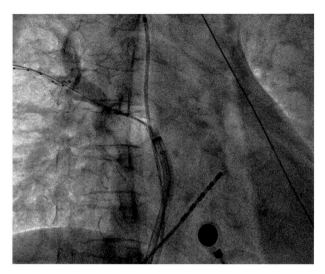

图 13-175　RSPV 封堵

　　从 CTA 观察到 RIPV 的开口较平,略微朝上,常规操作始终不能达到满意的封堵,采用分段消融。第一次引导 Achieve 电极进入中间或朝上的分支,球囊贴靠 RIPV 上缘,可观察到球囊上口无造影剂泄漏,下口有造影剂回流至心房,冷冻时间 120 s,最低温度-39 ℃;第二次引导 Achieve 电极进入朝下的分支,通过鞘管加弯下压使球囊贴靠 RIPV 下缘,可观察到球囊下口无造影剂泄漏,冷冻时间 120 s,最低温度-38 ℃,封堵操作详见图 13-176。

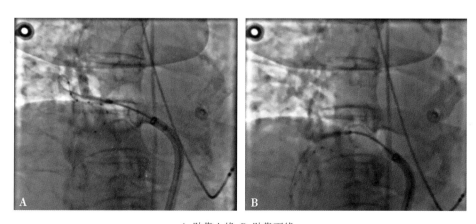

A.贴靠上缘;B.贴靠下缘。

图 13-176　RIPV 分段消融

　　4 根肺静脉冷冻结束,引导 Achieve 电极进入肺静脉检查电位,验证 4 根肺静脉均达到双向阻滞。在检验过程中,患者心电图由房颤变为房性心动过速(图 13-177、图 13-178)。可见 CS 9-0 显示更早,怀疑是右心房起源的房性心动过速,将 Achieve 电极放置在右心房上腔静脉(PV 电极),观察到 PV 1-2、PV 3-4、PV 5-6 的电位频率明显快于冠状窦。明确上腔静脉起源,对上腔静脉进行冷冻消融。

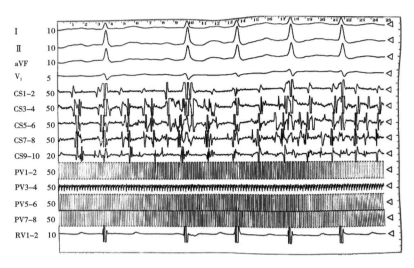

图 13-177　术中持续发作房颤

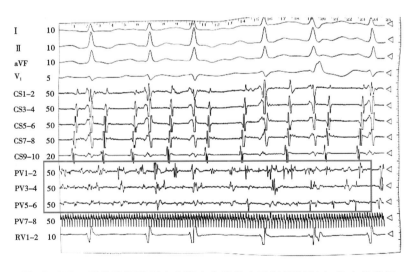

图 13-178　肺静脉隔离后由房颤变为房性心动过速(PV 1-8 电极位于上腔静脉)

上腔静脉冷冻消融有两个安全要点：①冷冻上腔静脉需要持续的膈神经起搏，膈肌跳动变弱立即停止冷冻；②关注窦房结是否受损，必须窦性心律下冷冻，出现心动过缓、交界性心律立即停止冷冻。电复律能量 100 J、150 J、350 J 均无法转为窦性心律，随后用胺碘酮，等待 15 min 后成功转为窦性心律。

为了最大程度降低窦房结损伤风险，Achieve 电极三维标测定位窦房结（图 13-179），二维下透视留影（图 13-180），即可判断窦房结的高度。封堵时，球囊前半球需高于此位置。参考此前窦房结定位影像，确保球囊前半球高于窦房结水平位置（图 13-181），同时鞘管打弯使球囊贴靠间隔部，尽可能远离游离壁，以避免损伤窦房结，操作详见图 13-182。确定好球囊位置后，回撤 Achieve 电极，记录 SVC 电位。上腔静脉冷冻建议短时多次，第一次冷冻 90 s，SVC 电位隔离时间 20 s（图 13-183），最低温度-35 ℃；第二次巩固冷冻 90 s，最低温度-35 ℃。冷冻过程中，无窦性心动过缓、交界性心律和膈肌跳动变弱现象发生。

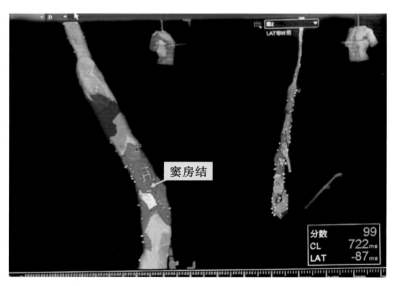

图 13-179　三维标测定位窦房结位置

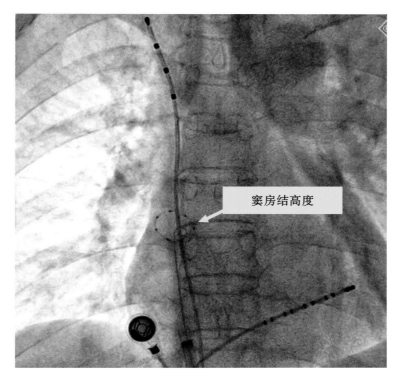

图 13-180　二维下窦房结定位影像

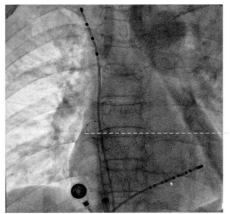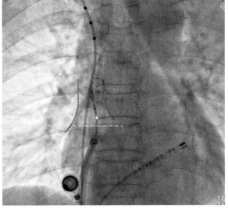

图 13-181　冷冻球囊封堵上腔静脉影像

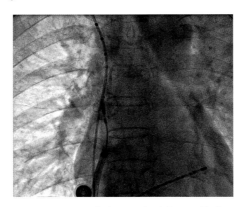

图 13-182　球囊不完全封堵上腔静脉

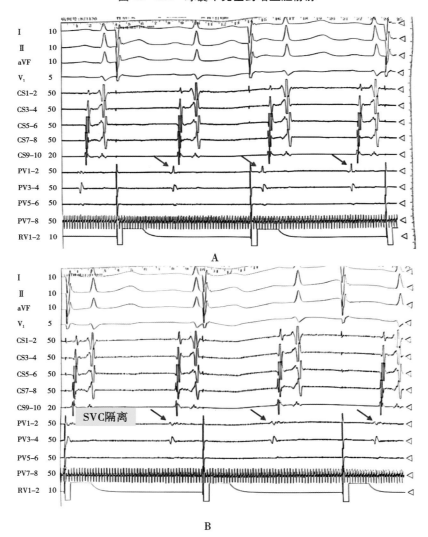

A. 冷冻前可见 SVC 电位;B. SVC 电位隔离。

图 13-183　SVC 电位隔离,TTI 20 s

【病例解析】

冷冻球囊消融上腔静脉的安全性和有效性有大量的临床数据证实。结合文献研究和本病例的操作经验，上腔静脉冷冻消融有以下要点需要注意。

1. 在冷冻 SVC 前要确认 4 根肺静脉都达到双向阻滞，明确是 SVC 起源。

2. 在窦性心律下冷冻，如出现窦性心动过缓、交界性心律要立即停止冷冻。

3. 持续的膈神经监测，一旦膈肌跳动减慢或停滞，采用 double stop 停止冷冻，加快膈神经复温。

4. 球囊在上腔静脉口部定位：高低定位技巧，比如球囊通常位于 SVC-RA 交界处上方，或球囊赤道与 RSPV 顶部持平，或采用本病例结合三维标测的方法；前后定位技巧，鞘管打弯使球囊偏向（右心耳）间隔和偏后贴靠，尽可能远离游离壁。建议从高处开始冷冻，造影确认球囊贴靠，采用不完全封堵，避免温度降太低。

5. 采取短时多次的冷冻策略。文献报道上腔静脉冷冻电隔离的时间通常小于 20 s，冷冻次数一般不超过 4 次。本中心经验，若冷冻时间超过 60 s 未隔离，则重新调整球囊位置，单次冷冻时间不超过 120 s。

（曹文斋）

病例十三　肺静脉冷冻分段隔离

【病史摘要】

患者女性，55 岁，因"反复心悸 6 个月，加重 1 周"入院。6 个月前无明显诱因出现心悸、胸闷，持续时间约数分钟，无胸痛，无头晕、黑蒙，就诊于当地医院行心电图检查提示"心房颤动"。1 周前上述症状加重，为进一步治疗入院。入院后血常规、肝肾功能、凝血功能、甲状腺功能、电解质、BNP 等检查未见异常。初步诊断：心房颤动、短阵房性心动过速、频发性房性期前收缩。

【诊疗过程】

食管超声心动图：无左心房与左心耳血栓声像。心脏彩超：LA 35 mm，LVEF 60%。肺静脉及左心房 CTA 未见血栓形成。肺静脉与左心房连接未见明显异常，4 根肺静脉发育相对规整（图 13-184）：LSPV 开口粗大，若无法完全封堵需要分段；LIPV 开口小，2 个分支分别朝上和朝下，位置偏高，可先尝试"曲棍球"技术保证良好的同轴性，实现完全封堵；RSPV 主分支呈直角朝后，封堵时候注意调整鞘管朝向后壁；RIPV 位置低，开口小，分支多且朝后、朝下，可先选择下分支尝试完全封堵，如无法完全封堵可以选用不同分支进行分段隔离。该患者阵发性心房颤动诊断明确，反复发作，具有心房颤动消融指征。患

233

者肺静脉解剖未见明显异常,行心房颤动冷冻球囊消融治疗。

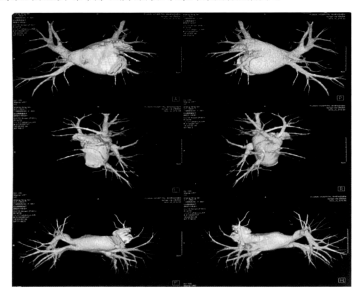

图 13-184 肺静脉 CTA(病例十三)

在局部麻醉下行房间隔穿刺,穿刺成功后,给予肝素 6000 U 抗凝,并进行肺静脉造影(图 13-185),显示清晰的肺静脉开口。

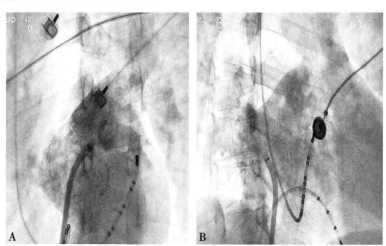

A. 左肺;B. 右肺。

图 13-185 肺静脉造影(病例十三)

LSPV 先选取上分支进行第一次冷冻,使用近端封堵(PST)技术,先造影回撤球囊确认前庭位置,然后冷冻 3 s,球囊膨胀后推送至前庭,实现完全封堵(图 13-186)。本次冷冻 180 s,TTI 为 68 s(图 13-187),最低温度-51 ℃。

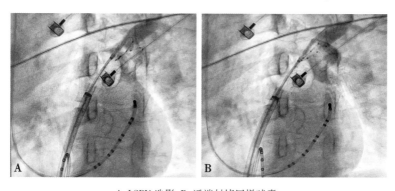

A. LSPV 造影;B. 近端封堵回撤球囊。

图 13-186　LSPV 第一次冷冻,近端封堵技术

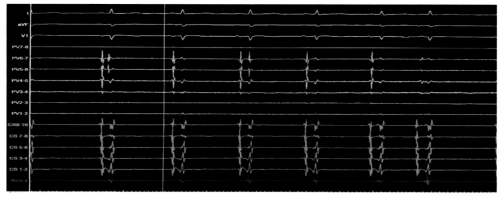

图 13-187　LSPV TTI 68 s

　　第二次冷冻时相对外撤球囊,顺时针转鞘指向后壁,推送鞘管顶紧球囊,下口泄漏,巩固后顶(图 13-188)。冷冻 120 s,最低温度-36 ℃。

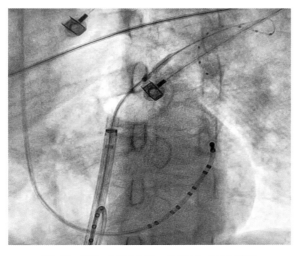

图 13-188　LSPV 第二次冷冻,巩固后顶

第三次冷冻时鞘管逆时针旋转推送并打弯,上口泄漏,巩固下口(图13-189)。冷冻120 s,最低温度-25 ℃。

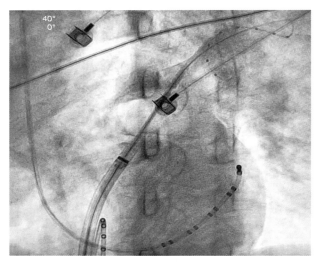

图13-189　LSPV第三次冷冻,巩固下口

左上肺静脉冷冻结束后,将Achieve电极送入左下肺静脉分支,反复调整球囊无法实现完全封堵,遂进行分段隔离。第一次冷冻鞘打弯,往上送鞘,下口泄漏,分段冷冻上缘,冷冻180 s,最低温度-33 ℃;第二次冷冻下拉球囊系统,造影剂显示上口泄漏,分段冷冻下缘(图13-190),冷冻180 s,最低温度-30 ℃,TTI为31 s(图13-191)。

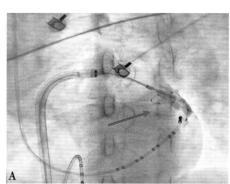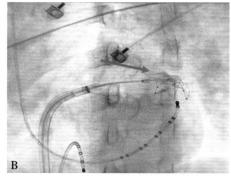

A.LIPV第一次冷冻上口;B.LIPV第二次冷冻巩固下口。

图13-190　LIPV分段隔离

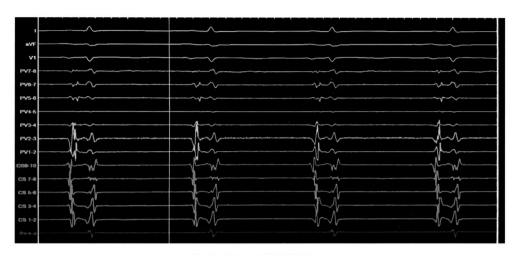

图 13-191　LIPV TTI 31 s

　　左肺静脉冷冻结束后,将 Achieve 电极送入右上肺静脉分支,进行右上肺静脉冷冻。第一次冷冻将 Achieve 电极送入 RSPV 主干后,鞘打弯往上送鞘,下口泄漏,上口前庭扩大,冷冻 180 s,最低温度-44 ℃;第二次冷冻将 Achieve 电极送入 RSPV 上分支,鞘管松弯,逆时针旋转指向后壁,实现完全封堵,冷冻 180 s,最低温度-50 ℃,TTI 为 58 s(图 13-192)。

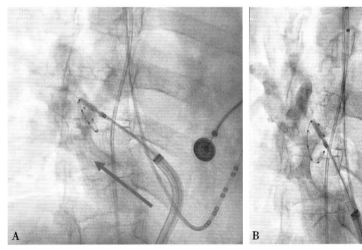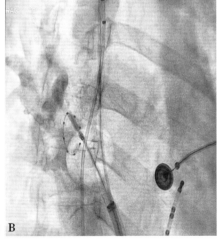

A.第一次冷冻上口;B.第二次冷冻下口。

图 13-192　RSPV 冷冻影像

　　RSPV 两次冷冻结束后回顾 CTA,发现 RSPV 具有细小下分支,故将 Achieve 电极送入 RSPV 下分支,完全封堵冷冻,扩大两肺间消融(图 13-193)。冷冻 180 s,最低温度-46 ℃。

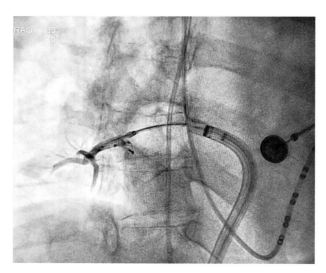

图 13-193　RSPV 下分支巩固

　　右下肺静脉分支开口较早,反复调整球囊无法实现完全封堵,同样采取分段冷冻策略(图 13-194):第一次冷冻将 Achieve 电极送入 RIPV 下分支,鞘打弯往上送鞘,下口泄漏,球囊贴合上口分段冷冻,同时冷冻右侧两肺间嵴部,冷冻 180 s,最低温度-40 ℃;第二次冷冻将 Achieve 电极送入 RIPV 上分支,鞘管稍稍松弯,顺时针旋转,上口泄漏,分段冷冻下缘,冷冻 180 s,最低温度-46 ℃,TTI 为 28 s(图 13-195)。

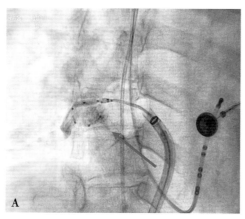
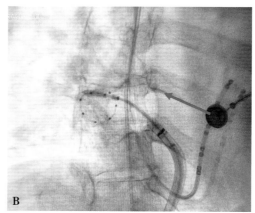

A.冷冻上口;B.冷冻下口。

图 13-194　RIPV 分段冷冻

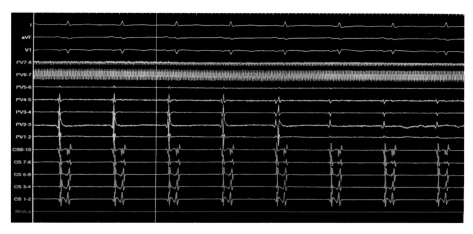

图 13-195　RIPV TTI 28 s

【病例解析】

1. 本例肺静脉形态常规,LSPV 粗大,但心房不大,使用 PST 技术完成完全封堵,然后进行前庭扩大。

2. LIPV、RIPV 均采取分段隔离方式,而且均在第二次消融时观测到 TTI,说明分段连接完整,无漏点,达到连续透壁损伤,有效性佳。

3. 术前 CTA 对术中封堵操作指导参考意义非常大,比如 RSPV 形态特点作为鞘管朝后调整的参考,RSPV 下分支如无 CTA 指导容易被忽略。

（中国医学科学院阜外医院深圳医院　廖志勇）

参考文献

[1]中华医学会心电生理和起搏分会,中国医师协会心律学专业委员会,中国房颤中心联盟心房颤动防治专家工作委员会.心房颤动:目前的认识和治疗建议(2021)[J].中华心律失常学杂志,2022,26(1):15-88.

[2]中华医学会心电生理和起搏分会,中国医师协会心律学专业委员会,心房颤动防治专家工作委员会,等.左心耳干预预防心房颤动患者血栓栓塞事件:目前的认识和建议(2019)[J].中华心律失常学杂志,2019,23(5):372-392.

[3]YORGUN H,CANPOLAT U,KOCYIGIT D,et al. Left atrial appendage isolation in addition to pulmonary vein isolation in persistent atrial fibrillation:one-year clinical outcome after cryoballoon-based ablation[J]. Europac,2017,19(5):758-768.

［4］BIASE L D，MOHANTY S，TRIVEDI C，et al. Stroke risk in patients with atrial fibrillation undergoing electrical isolation of the left atrial appendage［J］. Journal of the American College of Cardiology，2019，74（8）：1019−1028.

［5］AKKAYA E，BERKOWITSCH A，RIETH A，et al. Clinical outcome and left atrial function after left atrial roof ablation using the cryoballoon technique in patients with symptomatic persistent atrial fibrillation［J］. International Journal of Cardiology，2019，292：112−118.

［6］BISIGNANI A，CECCHINI F，MUGNAI G，et al. Single procedural outcomes in the setting of percutaneous ablation for persistent atrial fibrillation：a propensity−matched score comparison between different strategies［J］. Journal of Interventional Cardiac Electrophysiology，2022，64（1）：9−16.

［7］ARYANA A，ALLENS L，PUJARA D K，et al. Concomitant pulmonary vein and posterior wall isolation using cryoballoon with adjunct radiofrequency in persistent atrial fibrillation ［J］. JACC Clinical Electrophysiology，2021，7（2）：187−196.

［8］KATO N，NITTA J，SATO A，et al. Characteristics of the nonpulmonary vein foci induced after second−generation cryoballoon ablation for paroxysmal atrial fibrillation［J］. Journal of Cardiovascular Electrophysiology，2020，31（1）：174−184.

［9］WEIH Q，LI J，SUN Q，et al. Safety and efficacy of superior vena cava isolation using the second−generation cryoballoon ablation in a canine model［J］. Journal of Cardiology，2020，75（4）：368−373.

［10］RUBIO CAMPALJ M，SÁNCHEZ BORQUE P，MIRACLE BLANCO Á，et al. A novel simple，fast，and safe approach for effective superior vena cava isolation using the third−generation cryoballoon［J］. Pacing and Clinical Electrophysiology，2020，43（1）：62−67.

［11］TZEIS S，GERSTENFELD E P，KALMAN J，et al. 2024 European Heart Rhythm Association/Heart Rhythm Society/Asia Pacific Heart Rhythm Society/Latin American Heart Rhythm Society expert consensus statement on catheter and surgical ablation of atrial fibrillation［J］. Europace，2024，26（4）：euae043.

［12］KUNISS M，GREIB H，PAJITNEV D，et al. Cryoballoon ablation of persistent atrial fibrillation：feasibility and safety of left atrial roof ablation with generation of conduction block in addition to antral pulmonary vein isolation［J］. Europace，2017，19（7）：1109−1115.

［13］MIYAZAKI S，HASEGAWA K，MUKAI M，et al. Cryoballoon left atrial roof ablation for persistent atrial fibrillation—analysis with high−resolution mapping system［J］. Pacing Clin Electrophysiol，2022，45（5）：589−597.

［14］GIANNI C，MOHANTY S，TRIVEDI C，et al. Novel concepts and approaches in ablation of atrial fibrillation：the role of non−pulmonary vein triggers［J］. EP Europace，2018，20（10）：1566−1576.

［15］DERVAL N，DUCHATEAU J，DENIS A，et al. Marshall bundle elimination，pulmonary vein isolation, and line completion for anatomical ablation of persistent atrial fibrillation (Marshall-PLAN): prospective, single-center study[J]. Heart Rhythm, 2021, 18(4): 529-537.

[16] WEIH Q, GUO X G, SUN Q, et al. Electrical isolation of the superior vena cava using second-generation cryoballoon in patients with atrial fibrillation[J]. Journal of Cardiovascular Electrophysiology, 2020, 31(6): 1307-1314.

[17] IACOPINO S, OSORIO TG, FILANNINO P, et al. Safety and feasibility of electrical isolation of the superior vena cava in addition to pulmonary vein ablation for paroxysmal atrial fibrillation using the cryoballoon: lessons from a prospective study[J]. J Interv Card Electrophysiol, 2021, 60(2): 255-260.

[18] HOFFMANN E, STRAUBE F, WEGSCHEIDER K, et al. Outcomes of cryoballoon or radiofrequency ablation in symptomatic paroxysmal or persistent atrial fibrillation[J]. Europace, 2019, 21(9): 1313-1324.

[19] SUW W, REDDY V Y, BHASIN K, et al. Cryoballoon ablation of pulmonary veins for persistent atrial fibrillation: results from the multicenter STOP persistent AF trial[J]. Heart Rhythm, 2020, 17(11): 1841-1847.

[20] VALLÈS E, JIMÉNEZ J, MARTÍ-ALMOR J, et al. Cryoballoon ablation for persistent and paroxysmal atrial fibrillation: procedural differences and results from the Spanish registry (RECABA)[J]. Journal of Clinical Medicine, 2022, 11(5): 1166.

[21] INAMURA Y, NITTA J, INABA O, et al. Differences in the electrophysiological findings of repeat ablation between patients who first underwent cryoballoon ablation and radiofrequency catheter ablation for paroxysmal atrial fibrillation[J]. Journal of Cardiovascular Electrophysiology, 2019, 30(10): 1792-1800.

[22] AKKAYA E, BERKOWITSCH A, ZALTSBERG S, et al. Second-generation cryoballoon ablation for treatment of persistent atrial fibrillation: three-year outcome and predictors of recurrence after a single procedure[J]. Journal of Cardiovascular Electrophysiology, 2018, 29(1): 38-45.

[23] CHEUNG C C, DEYELL M W, MACLE L, et al. Repeat atrial fibrillation ablation procedures in the CIRCA-DOSE study[J]. Circulation Arrhythmia and Electrophysiology, 2020, 13(9): e008480.

[24] KUROSE J, KIUCHI K, FUKUZAWA K, et al. Lesion characteristics between cryoballoon ablation and radiofrequency ablation with a contact force-sensing catheter: Late-gadolinium enhancement magnetic resonance imaging assessment[J]. Journal of Cardiovascular Electrophysiology, 2020, 31(10): 2572-2581.

[25] 魏会强, 马坚, 孙奇, 等. 二代冷冻球囊隔离上腔静脉有效性和安全性研究[J]. 中华心律失常学杂志, 2020, 24(5): 440-444.

[26] VINCENZO G,PALMA T,MASSIMO L,et al. The impact of left common pulmonary vein on cryoballoon ablation of atrial fibrillation. A meta-analysis[J]. Indian Pacing and Electrophysiology Journal,2020,20(5):178-183.

[27] YAMAGUCHI M,MIYAZAKI S,KAJIYAMA T,et al. Pulmonary vein isolation in patients with a left common pulmonary vein:comparison between second-generation cryoballoon and radiofrequency ablation[J]. Journal of Cardiology,2019,73(4):292-298.

[28] YORGUN H,CANPOLAT U,GÜMELER E,et al. Immediate and long-term outcomes of cryoballoon catheter ablation in patients with atrial fibrillation and left common pulmonary vein anatomy[J]. Journal of Interventional Cardiac Electrophysiology,2020,59(1):57-65.

[29] STRÖKER E,TAKARADA K,ASMUNDIS C D,et al. Second-generation cryoballoon ablation in the setting of left common pulmonary veins:procedural findings and clinical outcome[J]. Heart Rhythm,2017,14(9):1311-1318.